现代医学诊断与康复治疗

马海凤 曹菁菁 周永生 赵华奇 高广 李建华 主编

吉林科学技术出版社

图书在版编目（ＣＩＰ）数据

现代医学诊断与康复治疗 / 马海凤等主编. -- 长春：
吉林科学技术出版社，2024．6． -- ISBN 978-7-5744
-1432-7

Ⅰ．R44；R49
中国国家版本馆 CIP 数据核字第 202411R9S4 号

现代医学诊断与康复治疗

XIANDAI YIXUE ZHENDUAN YU KANGFU ZHILIAO

主　　编　马海凤　等
出 版 人　宛　霞
责任编辑　隋云平
封面设计　李　丹
制　　版　李　丹
幅面尺寸　185mm×260mm
开　　本　16
字　　数　160 千字
印　　张　10.25
印　　数　1-1500 册
版　　次　2024 年 6 月第 1 版
印　　次　2024 年 12 月第 1 次印刷

出　　版　吉林科学技术出版社
发　　行　吉林科学技术出版社
地　　址　长春市南关区福祉大路 5788 号出版大厦 A 座
邮　　编　130118
发行部电话/传真　0431—81629529　　81629530　　81629531
　　　　　　　　　　　　81629532　　81629533　　81629534
储运部电话　0431-86059116
编辑部电话　0431-81629510
印　　刷　三河市嵩川印刷有限公司

书　　号　ISBN 978-7-5744-1432-7
定　　价　62.00 元

现代医学诊断与康复治疗

编委会

主　编

马海凤　聊城市第二人民医院

曹菁菁　滕州市中心人民医院

周永生　滕州市北辛社区卫生服务中心

赵华奇　山东省曹县人民医院

高　广　东营市第五人民医院

李建华　滨州市第二人民医院

副主编

林敏菊　开远市人民医院

杨晓旭　蒙自市人民医院

王　尔　琼海市人民医院

俞长松　赣县区人民医院

王小丽　赣州市赣县区人民医院

谢观荣　江西省于都县人民医院

赖杭洲　瑞金市中医院

前　言

　　本书是一本研究医学诊断与康复治疗的医学专著。随着现代医学技术的迅猛发展，疾病的诊断治疗水平飞速上升，伴随着基础理论、基本技术、诊断方法、治疗手段的飞速进展，使得许多疾病的发病机制、诊断方法及治疗措施获得长足发展。本书从神经系统疾病、消化系统疾病、儿科疾病、急诊急救等方面论述了疾病的诊断与治疗，又力求能密切结合实际，体现出实用的特点，本书实用性强，内容系统、重点突出。可对相关工作者的临床实践起到指导和借鉴作用。

目　录

第一章　急诊急救

第一节　心肺脑复苏术

心搏骤停（cardiacarrest，CA）是指各种原因引起的、在未能预计的情况和时间内心脏突然停止搏动，从而导致有效心泵功能和有效循环突然中止，引起全身组织细胞严重缺血、缺氧和代谢障碍，如不及时抢救可立刻失去生命。心搏骤停不同于任何慢性病终末期的心脏停搏，若及时采取正确有效的复苏措施，患者的生命有可能被挽回。

心搏骤停一旦发生，如得不到即刻及时的抢救复苏，4～6min 后会造成患者脑和其他人体重要器官组织不可逆的损害，因此，心搏骤停后的心肺复苏（cardiopulmonary resuscitation，CPR）必须在现场立即进行，为进一步抢救直至挽回心搏骤停患者的生命而赢得最宝贵的时间。

一、病因

心搏骤停的原因可分为心源性心搏骤停和非心源性心搏骤停。

二、分类

心搏骤停时，心脏虽然丧失了有效泵血功能，但并非心电和心脏活动完全停止，根据心电图特征及心脏活动情况，心搏骤停可分为以下 3 种类型。

1.心室颤动：简称室颤，指心室肌发生快速而极不规则、不协调的连续颤动，心电图表现为 QRS 波群消失，代之以不规则的连续的室颤波，频率为 200～500 次/分，这种心搏骤停是最常见的类型，约占 80%。心室颤动如能立刻给予电除颤，则复苏成功率较高。

2.心室静止：心室肌完全丧失了收缩活动，呈静止状态，心电图表现呈一直线或仅有心房波，多在心搏骤停一段时间后（如 3～5min）出现。

3.心电机械分离：此种情况也就是缓慢而无效的心室自主节律，心室肌可断续出现缓慢而极微弱的不完整的收缩。心电图表现为间断出现并逐步增宽的 QRS 波群，频率多为 20～30 次/分以下。由于心脏无有效泵血功能，听诊无心音，周围动脉也触及不到搏动。此型多为严重心肌损伤的后果，最后以心室静止告终，复苏较困难。

心搏骤停的以上 3 种心电图类型及其心脏活动情况虽各有特点，但心脏丧失有效泵血功能导致循环骤停是共同的结果。全身组织急性缺血、缺氧时，机体交感肾上腺系统活动增强，释放大量儿茶酚胺及相关激素，使外周血管收缩，以保证脑心等重要器官供血；缺氧又导致无氧代谢和乳酸增多，引起代谢性酸中毒。急性缺氧对器官的损害，以大脑最为严重，随着脑血流量的急骤下降，脑神经元三磷酸腺苷（ATP）含量迅速降低，细胞不能保持膜内外离子梯度，加上乳酸盐积聚，细胞水肿和酸中毒，进而细胞代谢停止，细胞变性及溶酶体酶释放而导致脑等组织细胞的不可逆损害。缺氧对心脏的影响可由于儿茶酚胺增多和酸中毒使希氏束及希浦氏系统自律性增高，室颤阈降低；严重缺氧导致心肌超微结构受损而发生不可逆损伤。持久缺血缺氧可引起急性肾小管坏死、肝小叶中心性坏死等脏器损伤和功能障碍或衰竭等并发症。

三、临床表现

心搏骤停的绝大多数患者无先兆症状，常突然发病。少数患者在发病前数分钟至数十分钟有头晕、乏力、心悸、胸闷等非特异性症状。心搏骤停的主要临床表现为意识突然丧失，心音及大动脉搏动消失。一般心脏停搏 3～5s，患者有头晕和黑蒙；停搏 5～10s，由于脑部缺氧而引起昏厥，即意识丧失；停搏 10～15s 可发生阿-斯综合征，伴有全身性抽搐及大小便失禁等；停搏 20～30s 呼吸断续或停止，同时伴有面色苍白或发绀；停搏 60s 出现瞳孔散大；如停搏超过 4～5min，往往因中枢神经系统缺氧过久而造成严重的不可逆损害。

四、基础生命支持（BLS）

基础生命支持（basiclifesupport，BLS）又称初步急救或现场急救，目的是在心搏骤停后，立即以徒手方法争分夺秒地进行复苏抢救，以使心搏骤停患者心、脑及全身重要器官获得最低限度的紧急供氧（通常按正规训练的手法可提供正常血供的 25%～30%）。BLS 的基础包括突发心搏骤停（sudden cardiac arrest，SCA）的识别、紧急反应系统的启动、早期心肺复苏（CPR）、迅速使用自动体外除颤仪（automatic external defibrillator，AED）除颤。对于心脏病发作和中风的早期识别和反应也被列为 BLS 的其中部分。在 2010 年成人 BLS 指南，对于非专业施救者和医务人员都提出了这一要求。BLS 步骤由一系列连续评估和动作组成。

1.评估和现场安全：急救者在确认现场安全的情况下轻拍患者的肩膀，并大声呼喊，检查患者是否有呼吸。如果没有呼吸或者没有正常呼吸（即只有喘息），立刻启动应急反应系统。

2.启动紧急医疗服务（emergency medical service，EMS）并获取 AED：

（1）如发现患者无反应、无呼吸，急救者应启动 EMS 体系，取来 AED（如果有条件），对患者实施 CPR，如需要时立即进行除颤。

（2）如有多名急救者在现场，其中一名急救者按步骤进行 CPR，另一名启动 EMS 体系（拨打 120），取来 AED（如果有条件）。

（3）在救助淹溺或窒息性心搏骤停患者时，急救者应先进行 5 个周期（2min）的 CPR，然后拨打 120 启动 EMS 系统。

3.脉搏检查：对于非专业急救人员，不再强调训练其检查脉搏，只要发现无反应的患者没有自主呼吸，就应按心搏骤停处理。对于医务人员，一般以一手食指和中指触摸患者颈动脉以感觉有无搏动（搏动触点在甲状软骨旁胸锁乳突肌沟内）。检查脉搏的时间一般不能超过 10s，如 10s 内仍不能确定有无脉搏，应立即实施胸外按压。

4.胸外按压（circulation，C）：确保患者仰卧于平地上或用胸外按压板垫于其肩背下，急救者可采用跪式或踏脚凳等不同体位，将一只手的掌根放在患者胸部的中央、胸骨下半部上，将另一只手的掌根置于第一只手上，手指不接触胸壁。按压时双肘须伸直，垂直向下用力按压，成人按压频率为至少 100 次/分，下压深度至少为 5cm，每次按压之后应让胸廓完全恢复。按压时间与放松时间各占 50% 左右，放松时掌根部不能离开胸壁，以免按压点移位。对于儿童患者，用单手或双手于乳头连线水平按压胸骨，对于婴儿，用两手指于紧贴乳头连线下放水平按压胸骨。为了尽量减少因通气而中断胸外按压，对于未建立人工气道的成人，2010 年国际心肺复苏指南推荐的按压—通气比率为 30∶2。对于婴儿和儿童，双人 CPR 时可采用 15∶2 的比率。如双人或多人施救，应每 2min 或 5 个周期 CPR（每个周期包括 30 次按压和 2 次人工呼吸）更换按压者，并在 5s 钟内完成转换。因为研究表明，在按压开始 1～2min 后，操作者按压的质量就开始下降（表现为频率和幅度以及胸壁复位情况均不理想）。

5.开放气道（airway，A）：在 2010 年美国心脏协会 CPR 及心血管急救（ECC）指南中，有一个重要改变是在通气前就要开始胸外按压。胸外按压能产生血流，在整个复苏过程中，都应该尽量减少延迟和中断胸外按压。而调整头部位置，实现密封以进行口对口呼吸，拿取球囊面罩进行人工呼吸等都要花费时间。采用 30∶2 的按压通气比开始 CPR 能使首次按压延迟的时间缩短。有两种方法可以开放气道提供人工呼吸：仰头抬颏法和推举下颌法。后者仅在怀疑头部或颈部损伤时使用，因为此法可以减少颈部和脊椎的移动。遵循以下步骤实施仰头抬颏：将一只手置于患者的前额，然后用手掌推动，使其头部后仰；将另一只手的手指置于颏骨附近的下颌下方；提起下颌，使颏骨上抬。注意在开放气道的同时，应该用手指挖出患者口中异物或呕吐物，有假牙者应取出假牙。

6.人工呼吸（breathing，B）：给予人工呼吸前，正常吸气即可，无须深吸气；所有人工呼吸（无论是口对口、口对面罩、球囊—面罩或球囊对高级气道）均应该持续吹气 1s 以上，保证有足够量的气体进入并使胸廓起伏；如第一次人工呼吸未能使胸廓起伏，可再次用仰头抬颏法开放气道，给予第二次通气；过度通气（多次吹气或吹入气量过大）可能有害，应避免。

实施口对口人工呼吸是借助急救者吹气的力量，使气体被动吹入肺泡，通过肺的间歇性膨胀，以达到维持肺泡通气和氧合作用，从而减轻组织缺氧和二氧化碳潴留。其方法为：将患者仰卧置于稳定的硬板上，托住颈部并使头后仰，用手指清洁其口腔，以解除气道异物，急救者以右手拇指和食指捏紧患者的鼻孔，用自己的双唇把患者的口完全包绕，然后吹气 1s 以上，使胸廓扩张；吹气毕，施救者松开捏鼻孔的手，让患者的胸廓及肺依靠其弹性自主回缩呼气，同时均匀吸气，以上步骤再重复一次。对婴儿及年幼儿童复苏，可将婴儿的头部稍后仰，把口唇封住患儿的嘴和鼻子，轻微吹气入患儿肺部。如患者面部受伤则妨碍进行口对口人工呼吸，可进行口对鼻通气。深呼吸一次并将嘴封住患者的鼻子，抬高患者的下巴并封住口唇，对患者的鼻子深吹一口气，移开救护者的嘴，并用手将受伤者的嘴敞开，这样气体可以出来。在建立了高级气道后，每 6～8 秒进行一次通气，而不必在两次按压间才同步进行（即呼吸频率 8～10 次/分）。在通气时不需要停止胸外按压。

7.AED 除颤：心室颤动（VF）是成人心搏骤停最初发生的较为常见而且是较容易治疗的心律失常。对于 VF 患者，如果能在意识丧失的 3～5min 内立即实施 CPR 及除颤，存活率是最高的。对于院外心搏骤停患者或在监护心律的住院患者，迅速除颤是治疗短时间 VF 的好方法。

五、最高级生命支持（ALS）

（一）进一步生命支持（advancedlifesupport，ALS）

进一步生命支持又称二期复苏或高级生命维护，主要是在 BLS 基础上应用器械和药物，建立和维持有效的通气和循环，识别及控制心律失常，直流电非同步除颤，建立有效的静脉通道及治疗原发疾病。ALS 应尽可能早开始。

1.气管内插管：如有条件，应尽早作气管内插管，因气管内插管是进行人工通气的最好办法，它能保持呼吸道通畅，减少气道阻力，便于清除呼吸道分泌物，减少解剖死腔，保证有效通气量，为输氧、加压人工通气、气管内给药等提供有利条件。当传统气管内插管因各种原因发生困难时，可使用食管气管联合插管实施盲插，以紧急给患者供氧。

2.环甲膜穿刺：遇有紧急喉腔阻塞而严重窒息的患者，没有条件立即作气管切开时，可行紧急环甲膜穿刺，其方法为，用 16 号粗针头刺入环甲膜，接上"T"型管输氧，即可达到呼吸道通畅、缓解严重缺氧情况。

3.气管切开：通过气管切开，可保持较长期的呼吸道通畅，防止或迅速解除气道梗阻，清除气道分泌物，减少气道阻力和解剖无效腔，增加有效通气量，也便于吸痰、加压给氧及气管内滴药等，气管切开常用于口面颈部创伤而不能行气管内插管者。

（二）呼吸支持

及时建立人工气道和呼吸支持至关重要，为了提高动脉血氧分压，开始一般主张吸入纯氧。吸氧可通过各种面罩及各种人工气道，以气管内插管及机械通气（呼吸机）最为有效。简易呼吸器是最简单的一种人工机械通气方式，它是由一个橡皮囊、三通阀门、连接管和面罩组成。在橡皮囊后面有一单向阀门，可保证橡皮囊舒张时空气能单向进入；其侧方有一氧气入口，可自此输氧 10～15L/min，徒手挤压橡皮囊，保持适当的频率、深度和时间，可使吸入气的氧浓度增至 60%～80%。

（三）复苏用药

复苏用药的目的在于增加脑、心等重要器官的血液灌注，纠正酸中毒和提高室颤阈值或心肌张力，以有利于除颤。复苏用药途经以静脉给药为首选，其次是气管滴入法。气管滴入的常用药物有肾上腺素、利多卡因、阿托品、纳洛酮及安定等。一般以常规剂量溶于 5～10mL 注射用水滴入，但药物可被气管内分泌物稀释或因吸收不良而需加大剂量，通常为静脉给药量的 2～4 倍。心内注射给药目前不主张应用，因操作不当可造成心肌或冠状动脉撕裂、心包积血、血胸或气胸等，如将肾上腺素等药物注入心肌内，可导致顽固性室颤，且用药时要中断心脏按压和人工呼吸，故不宜作为常规途经。复苏常用药物如下所述。

1.肾上腺素：肾上腺素通过 α-受体兴奋作用使外周血管收缩（冠状动脉和脑血管除外），有利于提高主动脉舒张压，增加冠脉灌注和心、脑血流量；其 β-肾上腺素能效应尚存争议，因为它可能增加心肌做功和减少心内膜下心肌的灌注。对心搏骤停无论何种类型，肾上腺素常用剂量为每次 1mg 静脉注射，必要时每隔 3～5min 重复 1 次。近年来有人主张应用大剂量，认为大剂量对自主循环恢复有利，但有研究表明，大剂量肾上腺素对心搏骤停出院存活率并无改善，且可出现如心肌抑制损害等复苏后并发症。故复苏时肾上腺素理想用药量尚需进一步研究证实。如果静脉注射/骨内注射（IV/IO）通道延误或无法建立，肾上腺素可气管内给药，每次 2～2.5mg。2010 年国际心肺复苏指南推荐，也可以用一个剂量的血管加压素 40U IV/IO 替代第一或第二次剂量的肾上腺素。

2.抗心律失常药物：严重心律失常是导致心搏骤停甚至猝死的主要原因之一，药物治疗是控制心律失常的重要手段。2010年国际心肺复苏指南建议：对高度阻滞应迅速准备经皮起搏。在等待起搏时给予阿托品0.5mg IV。阿托品的剂量可重复直至总量达3mg。如阿托品无效，就开始起搏。在等待起搏器或起搏无效时，可以考虑输注肾上腺素（2～10μg/min）或多巴胺（2～10μg/（kg·min））。胺碘酮可在室颤和无脉性室速对CPR、除颤、血管升压药无反应时应用，首次剂量300mg静脉/骨内注射，可追加一剂150mg。利多卡因可考虑作为胺碘酮的替代药物（未定级），首次剂量为1～1.5mg/kg，如果室颤和无脉性室速持续存在，间隔5～10min重复给予0.5～0.75mg/kg静推，总剂量3mg/kg。镁剂静推可有效终止尖端扭转型室速，1～2g硫酸镁，用5%葡萄糖液10mL稀释5～20min内静脉推入。

（四）心脏电击除颤

电击除颤是终止心室颤动的最有效方法，应早期除颤。有研究表明，绝大部分心搏骤停是由心室颤动所致，75%发生在院外，20%的人没有任何先兆，而除颤每延迟1分钟，抢救成功的可能性就下降7%～10%。除颤波形包括单相波和双相波两类，不同的波形对能量的需求有所不同。成人发生室颤和无脉性室速，应给予单向波除颤器能量360J一次除颤，双向波除颤器120～200J。如对除颤器不熟悉，推荐用200J作为除颤能量。双相波形电除颤：早期临床试验表明，使用150～200J即可有效终止院前发生的室颤。低能量的双相波有效，而且终止室颤的效果与高能量单相波除颤相似或更有效。儿童第1次2J/kg，以后按4J/kg计算。电除颤后，一般需要20～30s才能恢复正常窦性节律，因此电击后仍应立刻继续进行CPR，直至能触及颈动脉搏动为止。持续CPR、纠正缺氧和酸中毒、静脉注射肾上腺素（可连续使用）可提高除颤成功率。

六、脑复苏

很多心脏停搏患者即使自主循环恢复以后脑功能也不能完全恢复，而约80%复苏成功的患者昏迷时间超过1h。在入院患者中，神经功能转归良好率为1%～18%，而其他或者死亡或者成为持续性植物状态。研究表明，各种药物在脑复苏领域疗效甚微，而亚低温（32～35℃）对脑具有保护作用，且无明显不良反应。对心脏停搏患者脑复苏的降温技术有多种，如体表降温的冰袋、冰毯、冰帽等，但降温速度缓慢。快速注入大量（30mL/kg）冷却（4℃）液体（如乳酸盐溶液），能显著降低核心温度，但易出现患者输注液体过量。有一种血管内热交换装置，能快速降温和维持患者低温状态，还能准确控制温度。基于一些临床试验的结果，国际复苏学会提出：对于昏迷的成人院外 VF 性心搏骤停 ROSC（Restoration Of Spontaneous Circulation，自主循环恢复）患者应该降温到 32～34℃，并维持 12～24h。对于任何心律失常所致的成人院内心搏骤停，或具有以下心律失常之一：无脉性心电活动或心脏停搏所致的成人院外心搏骤停 ROSC 后昏迷患者，也要考虑人工低温。ROSC 后第一个 48h 期间，对于心搏骤停复苏后的自发性轻度亚低温（>32℃）的昏迷患者不要开始复温。

七、心肺复苏成功的标准

1.颈动脉搏动：按压有效时，每按压一次可触摸到颈动脉一次搏动，若中止按压搏动亦消失，则应继续进行胸外按压，如果停止按压后脉搏仍然存在，说明患者心搏已恢复。

2.面色（口唇）：复苏有效时，面色由发绀转为红润，若变为灰白，则说明复苏无效。

3.其他：复苏有效时，可出现自主呼吸，或瞳孔由大变小并有对光反射，甚至有眼球活动及四肢抽动。

4.有 EMS 人员接手承担复苏或其他人员接替抢救。

第二节　电除颤

电除颤是以一定量的电流冲击心脏从而使室颤终止的方法。其是治疗心室纤颤的有效方法，现今以直流电除颤法使用最为广泛。原始的除颤器是利用工业交流电直接进行除颤的，这种除颤器常会因触电而伤亡，因此，目前除心脏手术过程中还有用交流电进行体内除颤（室颤）外，一般都用直流电除颤。心脏电复律是用电能来治疗异位性快速心律失常，使之转为窦性心律的方法，最早用于消除心室颤动，故亦称心脏电除颤。心脏电复律器是用于心脏电复律的装置，目前常用的为直流电心脏电复律器，由电极、除颤、同步触发、心电示波、电源等几部分组成，电功率可达 200～360J。电除颤是心脏骤停抢救中必要的、有效的重要抢救措施。

一、适应证

电除颤是适于转复各类异位快速心律失常，尤其是药物治疗无效者。转复心室颤动、心房颤动和扑动，可首选电除颤；转复室性和室上性心动过速，则多先用药物或其他治疗，无效或伴有显著血流动力障碍时应用本法；性质未明或并发于预激综合征的异位快速心律失常，选用药物常有困难，宜用同步电复律治疗。电复律治疗异位性快速心律失常即时转复成功率在室性心动过速和心房扑动几乎达 100%，室上性心动过速和心房颤动则分别为 80%和90%左右。

二、禁忌证

病史已多年、心脏（尤其是左心房）明显增大、伴高度或完全性房室传导阻滞的心房颤动，伴完全性房室传导阻滞的心房扑动，反复发作而药物不能维持疗效或伴病态窦房结综合征的异位性快速心律失常，均不宜用本法复律；有洋地黄类药物或低血钾时，暂不宜用电复律。

三、方法

早期进行电除颤的理由：①室颤是引起心搏骤停最常见的致死性心律失常，在发生心搏骤停的患者中，约 80%为室颤引起；②室颤最有效的治疗是电除颤；③除颤成功的可能性随着时间的流逝而降低，或除颤每延迟 1min，成功率将下降 7%～10%；④室颤可能在数分钟内转为心搏骤停。因此，尽早快速除颤是生存链中最关键的一环。

（一）波形和能量选择

除颤器释放的能量应是能够终止室颤的最低能量，能量和电流过低则无法终止心律失常，能量和电流过高则会导致心肌损害。

目前自动体外除颤仪（AEDs）包括单相波和双相波两类除颤波形。不同的波形对能量的需求有所不同，单相波形电除颤：首次电击能量 200J，第二次 200～300J，第三次 360J。

双相波电除颤：早期临床试验表明，使用 150J 即可有效终止院前发生的室颤。低能量的双相波电除颤有效，而且终止室颤的效果与高能量单相波除颤相似或更有效。

（二）效果评价

电击后 5s 心电图显示心搏停止或非室颤无电活动均可视为电除颤成功。这一时间的规定是根据电生理研究结果而定的，成功除颤后心脏停止跳动的时间一般为 5s，临床比较易于监测。第 1 次电除颤后，在给予药物和其他高级生命支持措施前，监测心律 5s，可对除颤效果提供最有价值的依据；监测电击后第 1min 内的心律还可提供其他信息，如是否恢复规则的心律，包括室上性节律和室性自主节律，以及是否为再灌注心律等。

（三）心血管急救系统与 AED

心血管急救（ECC）系统可用"生存链"概括，包括 4 个环节：①早期启动 EMS；②早期 CPR；③早期电除颤；④早期高级生命支持。临床和流行病学研究证实，在这 4 个环节中，早期电除颤是抢救患者生命最关键的一环。

早期电除颤的原则是要求第一个到达现场的急救人员应携带除颤器，并有义务实施 CPR。急救人员都应接受正规培训，行基础生命支持的同时应实施 AED。在有除颤器时，首先实施电除颤，这样心搏骤停患者复苏的成功率会显著提高。使用 AED 的优点包括人员培训简单，培训费用较低，而且使用时比传统除颤器快。早期电除颤应作为标准 EMS 的急救内容，争取在心搏停搏发生后院前 5min 内完成电除颤。

（四）心律转复

心房颤动转复的推荐能量为 100～200J 单相波除颤，房扑和阵发性室上速转复所需能量一般较低，首次电转复能量通常为 50～100J 单相波已足够，如除颤不成功，再逐渐增加能量。

室性心动过速转复能量的大小依赖于室速波形特征和心率快慢。单形性室性心动过速（其形态及节律规则）对首次 100J 单相波转复治疗反应良好。多形性室速（形态及节律均不规则）类似于室颤，首次应选择 200J 单相波行转复，如果首次未成功，再逐渐增加能量。对安置有永久性起搏器或置入式心脏复律除颤器的患者行电转复或除颤时，电极勿靠近起搏器，因为除颤会造成其功能障碍。

（五）除颤仪的工作原理

用较强的脉冲电流通过心脏来消除心律失常、使之恢复窦性心律的方法，称为电击除颤或电复律术。起搏和除颤都是利用外源性的电流来治疗心律失常的，两者均为近代治疗心律失常的方法。心脏起搏与心脏除颤复律的区别是：后者电击复律时作用于心脏的是一次瞬时高能脉冲，一般持续时间是4～10ms，电能在40～400J内。用于心脏电击除颤的设备称为除颤器，它能完成电击复律，即除颤。当患者发生严重快速心律失常时，如心房扑动、心房纤颤、室上性或室性心动过速等，往往造成不同程度的血液动力障碍，尤其当患者出现心室颤动时，由于心室无整体收缩能力，心脏射血和血液循环终止，如不及时抢救，常造成患者因脑部缺氧时间过长而死亡。如采用除颤器，控制一定能量的电流通过心脏，能消除某些心律紊乱，可使心律恢复正常，从而使上述心脏疾病患者得到抢救和治疗。

第三节　气管内插管术

气管内插管术是指将特制的气管导管，通过口腔或鼻腔插入患者气管内。这是一种气管内麻醉和抢救患者的技术，也是保持患者上呼吸道通畅的最可靠手段。气管或支气管内插管是实施麻醉的一项安全措施。

一、适应证

1.在全身麻醉时：呼吸道难以保证通畅者如颅内手术、开胸手术、需俯卧位或坐位等特殊体位的全麻手术；如颈部肿瘤压迫气管，颌、面、颈、五官等全麻大手术，极度肥胖的患者；全麻药对呼吸有明显抑制或应用肌松药者。针对以上情况都应行气管内插管。

2.气管内插管在危重患者的抢救中发挥了重要作用。呼吸衰竭需要进行机械通气者，心肺复苏，药物中毒以及新生儿严重窒息时，都必须行气管内插管。

3.某些特殊麻醉，如并用降温术，降压术及静脉普鲁卡因复合麻醉等。

二、禁忌证

1.绝对禁忌：喉头水肿，急性喉炎，喉头黏膜下血肿，插管损伤可引起严重出血；除非急救，禁忌气管内插管。

2.相对禁忌：呼吸道不全梗阻者有插管适应证，但禁忌快速诱导插管。并存出血性血液病（如血友病，血小板减少性紫癜等）者。插管损伤易诱发喉头声门或气管黏膜下出血或血肿，继发呼吸道急性梗阻，因此宜列为相对禁忌证。主动脉瘤压迫气管者，插管可能导致主动脉瘤破裂，宜列为相对禁忌证。麻醉者对插管基本知识未掌握，插管技术不熟练或插管设备不完善者，均宜列为相对禁忌证。

第四节　气管切开术

气管切开术是抢救危重患者的急救手术，也是胸外科医师必须掌握的一项技术。其方法是，在颈部切开皮肤及气管，将套管插入气管，患者可以直接经套管呼吸，并可经套管吸除痰液，气管切开术分为常规气管切开和紧急气管切开两种。正常人呼吸道阻力 1/3～1/2 来自上呼吸道，呼吸道死腔（解剖死腔）的气量约有 150mL，其中约 100mL 在上呼吸道，因此气管切开后，气管内阻力大减，而有效通气量大增从而改善患者的呼吸状况。另外，气管切开后可及时吸痰及气管内给药，防止昏迷患者的窒息发生，又可及时加压吸氧纠正呼吸衰竭。因此，气管造口术对于中毒、昏迷、呼吸衰竭、喉及上呼吸道梗塞患者的抢救具有极其重要的临床意义。

一、解剖

气管位于颈部正中，其上段较浅，距皮肤 1.5～2cm；下段逐渐变深，在胸骨上缘处距离皮肤 4～4.5cm。气管前面由皮肤、皮下组织、浅筋膜和颈阔肌覆盖。在浅筋膜和颈阔肌之间，有许多小静脉（颈前静脉丛）汇流入颈前静脉。颈阔肌深层是深筋膜浅层，包绕两侧的颈前肌并在中线连成白色的筋膜线。深筋膜浅层后面即为深筋膜中层气管前筋膜和气管。气管前筋膜附着在气管的前壁。甲状腺位于气管的两侧，甲状腺峡部位于第 3、4 气管环的前面，被气管前筋膜包绕，手术时应将甲状腺峡部向上推开或切断后再切开气管。气管两侧偏内有甲状腺最下动、静脉和甲状腺奇静脉丛，偏外有颈部主要血管，因此在行气管切开时，切口必须在颈部安全三角区内（三角的两上角各位于环状软骨与胸锁乳突肌交界点，下角位于胸骨切迹中点）。

二、适应证

1.急、慢性喉阻塞：如急性喉炎，白喉，喉水肿，咽喉部肿瘤，瘢痕狭窄等。

（1）中枢性呼吸抑制：包括各种感染、脑炎、中毒、高热等致中枢性呼吸衰竭，颅内压过高，脑疝，颅脑及脊髓创伤，药物抑制等。

（2）外周性呼吸麻痹：包括脊髓、外周神经及肌肉疾病所致呼吸肌麻痹。如上升性脊髓炎、高位截瘫、肌萎缩侧索硬化、格林-巴利综合征（GBS）、重症肌无力危象、胸外伤等。

2.意识障碍合并下呼吸道分泌物潴留造成的呼吸困难：颅脑外伤，颅内或周围神经疾患，破伤风，呼吸道烧伤，重大胸、腹部手术后所致的咳嗽、排痰功能减退或喉麻痹时。

3.肺功能不全：重度肺心病，脊髓灰白质炎等致呼吸肌麻痹。

4.喉外伤、颌面咽喉部大手术后上呼吸道阻塞。

5.呼吸道异物，无法经口取出者。

6.肌肉痉挛性疾患的肌麻痹疗法：当不同原因导致频繁抽搐、肌痉挛以致通气受限时，可用肌松药加通气机治疗。

7.开胸手术：患者术前肺功能测定值极差，但手术又必须进行，在开胸手术结束后，立即行气管切开，回病房后即可开始应用呼吸机辅助呼吸，往往经过 3～5d 后，可以安全渡过术后可能发生的呼吸功能衰竭。此方法可以称为"预防性气管切开"，在一定程度上也起到扩大手术适应证的作用。

三、禁忌证

1.张力性气胸（插管闭式引流后可以上机）。

2.低血容量休克、心力衰竭尤其是右心衰竭。

3.肺大疱、气胸及纵隔气肿未引流前。

4.大咯血患者。

5.心肌梗死（心源性肺水肿）。

四、术前准备

1.征得家属同意，说明手术必要性及可能发生的意外。

2.准备好手术照明灯、吸引器，直接喉镜和气管插管。

3.选择适合患者气管粗细的气管套管，包括外套管、内套管和套管芯。

五、麻醉

一般应用 1%普鲁卡因局麻。显露气管后作气管穿刺时，可向内滴入 1%～2%地卡因 0.2～0.3mL，进行气管黏膜的麻醉。情况紧急，或患者已处于昏迷状态时，可不用麻醉。

1.切口：有横纵两种切口，纵切口操作方便，横切口优点是术后瘢痕轻。横切口：以中线为中心，胸骨切迹上 3cm，沿颈前皮肤横纹作对称之横切口，长 4～5cm；纵切口：在颈前正中，环状软骨至胸骨切迹上方，长 4～5cm。切开皮肤、皮下组织，颈阔肌浅筋膜后，用拉钩拉向两侧即可见两侧颈前肌接合于颈前正中的白线，此处稍向下凹，见紧急气管造口术。

2.用直血管钳或直剪刀沿白线垂直上下分离，并用拉钩将分离的肌肉牵向两侧，两侧拉钩用力要均匀，不要偏向一侧。分离时术者应随时用左手食指摸清气管的位置，以避免方向偏差。肌肉分开后即达气管前筋膜，颈前静脉血管可予以结扎、切断。气管前壁显露后，气管前筋膜不需分离，可避免发生纵隔气肿，亦可减少将气管套管误插入气管前间隙的机会。

3.前壁充分显露后，将经口或鼻插入的气管插管向外拉至即将切开气管切口平面的稍上方，仍保留在气管内，用尖刀在第 2～4 气管环之间刺入，气管切开约 1cm，然后用组织钳夹起气管壁，用尖刀或剪刀在气管前壁开成一 0.8～1cm 直径的圆形或椭圆形孔，吸除分泌物，用气管撑开器或弯止血钳伸入气管并撑开，将口径合适的气管套管经开孔送入气管内。注意有时因开孔太小或患者用力咳嗽，会使气管套管插入困难，致使套管从开口处滑出误入到气管前间隙内。

4.气管套管放好后，打起气囊，插入吸痰管吸除呼吸道内积存的分泌物和血液，检查通气是否良好。若有经口或鼻插管者，可拔去插管。气管套管两侧皮肤各缝合一针。用布带绕颈部，将气管套管固定，用一剪口无菌纱布垫于气管套管与切口之间。

六、并发症

1.气管切口处出血：少量出血可局部压迫止血，出血量大者应用止血药物，严重者需去手术室处理。

2.皮下气肿：由于过多分离气管旁组织或导管不通畅造成，无须处理，一般可自行吸收。

3.纵隔气肿及气胸：由于气管前筋膜分离过多所致。严重者可引起呼吸困难，应行闭式引流。

4.肺部感染。

5.气管食管瘘：极少见，多由于患者不配合，使手术者操作时失去准确性或气管套管长期压迫，处理可予鼻饲。

6.气道狭窄：气管切口内肉芽组织增生，损伤了甲状软骨使气管切口处内翻致气道狭窄。表现为拔管后出现呼吸困难、喘鸣等，可结合气管镜及 X 线断层检查确诊。轻者不需处理，重者可行手术。

第五节　胸腔穿刺及闭式引流

胸腔闭式引流是胸外科应用较广的技术，是治疗脓胸、外伤性血胸、气胸、自发性气胸的有效方法。以重力引流为原理，是开胸术后重建、维持胸腔负压、引流胸腔内积气、积液、促进肺扩张的重要措施。其目的是为了更好地改善胸腔负压，使气、血、液从胸膜腔内排出，并预防其反流，促进肺复张，胸膜腔闭合；平衡压力，预防纵隔移位及肺受压。对脓胸患者，应尽快引流，排除脓液，消灭脓腔，使肺及早复张，恢复肺功能。适应证：急性脓胸、胸外伤、肺及其他胸腔大手术后、张力性气胸。

一、方法

1.患者取斜坡卧位。手术部位应依体征、X线胸片或超声检查确定，并在胸壁作标记。常规皮肤消毒，术者戴无菌手套，铺无菌巾，局麻。

2.首先用注射器作胸膜腔穿刺，以确定最低引流位置。作皮肤切口，用直钳分开各肌层（必要时切开），最后分开肋间肌进入胸膜腔（壁层胸膜应注入足量局部麻醉剂），置入较大橡胶管。引流管伸入胸腔之长度一般不超过4～5cm，以缝线固定引流管于胸壁皮肤上，末端连接无菌水封瓶。

3.肋间插管法。

（1）患者取半坐位或平卧位，如以引流液体为主，则患侧可抬高30°～45°。以1%普鲁卡因20mL，先作插管处皮肤、皮下及肌层浸润；至少有一半麻醉药注射在胸膜外（注射针在抽得气体或液体时，为胸膜腔内，针头稍退出在不能抽得气体或液体处，即为胸膜外）。

（2）选择一根适当的引流管（引流气体则口径可稍小，引流脓液的口径宜大些），引流管一端剪成弧形，距顶端1cm，再开一侧孔。根据注射麻醉剂针头进入胸膜腔的距离，可了解患者胸壁的厚度。在引流管侧孔远端，在以胸壁厚度加1cm处，以丝线作标记，即引流管应插入胸膜腔之深度（丝线平皮肤处）。

（3）一切准备好之后，于皮肤浸润麻醉处切开1.5～2.0cm，以血管钳分离皮下组织、肌层，直至胸膜腔，并扩大胸膜上的裂口。以血管钳夹住引流管弧形端，经切口插入胸膜腔，将引流管与水封瓶连接，观察有无气体逸出或液体溢出。如果引流通畅，将引流管调整至适当深度（即丝线标记处），即可缝合皮肤切口，并固定引流管，以免滑脱。切口以消毒纱布覆盖，并以胶布固定，引流管必须垂直于皮肤，以免造成皮肤压迫性坏死。

（4）水封瓶为一广口玻璃瓶，以橡胶瓶塞密封瓶口，瓶塞上穿过长、短各一两根玻璃管。长玻璃管一端，应与胸腔引流管连接，另一端应在瓶内水面下2cm。引流瓶应较胸膜腔低50～60cm。瓶内应放置消毒盐水或冷开水，放入水后应作标记。根据引流瓶外的刻度（标记），可以随时观察及记录引流量。每日应更换引流瓶内消毒水一次。引流管必须保持通畅。若引流管通畅，则长玻璃管内液面，随患者呼吸而上下波动。液面波动停止，则表示引流管已被堵塞，或肺已完全膨胀。经常挤压胸腔引流管，是一保证引流通畅的有效方法。引流过程中，应严密观察患侧呼吸音，必要时作胸部X线检查，了解引流后肺膨胀情况。若引流后未达到肺完全膨胀，应即时更换引流部位。引流液体的性质和量，应详细记录，随时根据情况，作相应检查，如细菌培养及药敏，乳糜定性等，然后作进一步处理。引流气体者，停止排气24h后；胸腔引流液24h内少于100mL，则可拔除胸腔引流管。拔管时，应先清洁皮肤及引流管近皮肤段，剪断固定丝线后，嘱患者深吸气后摒住呼吸，以8层凡士林油纱布堵塞伤口，迅速拔出引流管，并以宽胶布封贴敷料，以免拔管后，外界空气漏入，再造成气胸。

（5）也可采用有侧臂的套管针，引流管的粗细，必须能通过侧臂进入。切开皮肤后，将套管针插入（应沿该肋间、下一肋骨上缘进入）胸膜腔，引流管末端应以血管钳夹住，当套管针退出时，顶端经侧臂插入，在引流管进入胸膜腔后，将套管针全退出，同样将引流管与水封瓶连接，并缝合皮肤切口，固定引流管。

（6）若气胸经水封瓶引流后，仍有持续漏气可改用负压吸引装置。即在水封瓶引流的基础上，另加一个有一长二短共三根玻璃管的广口密封瓶。两瓶的连接，长玻璃管在瓶内水面以下，其深度即为负压数，如浸于水下8cm，则产生负8cm水柱压力。根据临床需要，瓶内液体高度可随意调节。故长玻璃管为调节管。以负8cm水柱压力为例，则对患者胸膜腔产生负6cm水柱压力的吸引作用。随着胸引瓶内液体的不断增多，若负压瓶所产生的负压不变，作用于胸膜腔内的负压则不断降低，为了维持作用于胸膜腔的负压不变，则需随时倒去胸引瓶内过多的液体，或增加调节瓶内水面的高度。在使用此装置时，仍需注意保持胸腔引流管通畅，方法与水封瓶时相同。

4.切除部分肋骨插管法。

（1）此法适用于脓液较黏稠，或脓腔内有分隔气裹者。在切除一段肋骨后，进入脓腔，将分隔完全分离后，放入管径较大的引流管，以利引流。

（2）依据脓腔定位后，在腋前线至腋后线之间，沿选定的肋骨，作一 6~8cm 的切口，顺肋骨方向，切开胸壁各层肌肉，显露肋骨，切开骨膜，切除一段 4~5cm 肋骨，经肋骨床以注射针穿刺，确认脓腔。沿穿刺点，切开增厚胸膜，吸尽脓液，或脓腔有分隔包裹者，则以海绵钳夹住纱布块，进入脓腔，轻拭脓腔四周，清除脓苔，然后置入引流管，缝合切口，固定引流管，引流管接水封瓶引流。

二、注意事项

1.插管部位，或切开部位，一定要准确无误。

2.局麻时必须使胸膜得到充分浸润，不但可减轻疼痛，而且可避免胸膜性休克。

3.插管前，必须以注射针穿刺抽吸，证明气腔或液腔的存在。

4.插管深度要事先标记好。

5.插管后，引流管立即与水封瓶连接，并证实引流管通畅无阻。否则，应调整引流管位置或深度。

6.引流液体时，一次不应超过 1000mL，以免肺复张后肺水肿。

7.引流管必须与皮肤垂直固定，以免皮肤压迫坏死。

8.引流瓶内消毒水，每天更换一次。更换引流瓶时，必须用两把血管钳夹住胸腔引流管，方可开启引流瓶盖。

9.每天记录引流量及性质。

10.使用负压吸引装置时，吸引器不可开得过大，只要调节管有气泡溢出即可。

三、护理

1.每日更换引流瓶 1~2 次（根据引流液情况而定），并观察负压的大小和波动，了解肺膨胀的情况。如引流瓶内有大量泡沫存在影响气体的引流时，可在引流瓶内加入数滴95%的酒精，以降低泡沫的表面张力，消除泡沫，保证引流通畅。为保持引流管通畅，手术后要经常挤压排液管，一般情况下，每30min挤压1次，以免管口被血凝块堵塞。其挤压方法如下。

（1）护士站在患者术侧，双手握住排液管距插管处10～15cm，太近易使引流管牵拉引起疼痛，太长则影响挤压效果。挤压时两手前后相接，后面的手用力捏住引流管，使引流管闭塞，用前面手的食指、中指、无名指、小指指腹用力、快速挤压引流管，使挤压力与手掌的反作用力恰好与引流管的直径重叠，频率要快，这样可使气流反复冲击引流管口，防止血凝块形成而堵塞管口，然后两只手松开，由于重力作用胸腔内积液可自引流管中排出，反复操作。

（2）用止血钳夹住排液管下端，两手同时挤压引流管然后打开止血钳，使引流液流出。遇到特殊情况时，如病人发生活动性内出血，应不停地挤压引流管。

2.每次换引流瓶时，要盖紧瓶盖，各部衔接要紧密，切勿漏气，连接引流管的管头要在液面下2～4cm，以免空气进入胸膜腔。引流管长短要适度，一般为60～70cm，因质地柔韧，过长不易引流，过短易滑脱。水封瓶内装无菌盐水500mL，液面低于引流管胸腔出口处60～70cm，以防液体倒流进入胸膜腔。水封瓶及外接管应无菌消毒，有刻度。

3.经常巡视病房，观察引流情况，如瓶内液面是否有气体逸出或玻璃管内液面是否上下波动，引流管是否扭转、被压等，注意保持引流管通畅。引流出液体时，注意观察液体的性质、量、颜色，并作记录。由于开胸手术会有气体在胸腔残留，加上肺段切除或肺裂不全行肺叶切除后造成肺段面漏气，术后患者在咳嗽、深呼吸后会有气体自引流管逸出，这种现象是正常的，均可自行愈合。

对于有严重漏气现象的患者不要鼓励其咳嗽，以免使肺段面愈合时间延长，不利术后早期拔管。密切观察引流液的量、颜色、性质，正常情况下引流量应少于100mL/h，开始为血性，以后颜色为浅红色，不易凝血。若引流量多、颜色为鲜红色或暗红色，性质较黏稠、易凝血则疑为胸腔内活动性出血。其主要原因为术中局部止血不良，在患者拔除气管插管前因吸痰受刺激剧烈呛咳、麻醉清醒前患者强力挣扎等因素也可以引起术后急性大出血。若引流量超过 100mL/h，持续观察 4～6h 未见减少，床边胸部 X 线显示凝固性血胸阴影，有呼吸循环障碍，脉搏 120 次/分以上，呼吸 30 次/分以上，则诊断胸腔内活动性出血需再次开胸止血。所以如果胸腔引流量每小时超过 100mL，要及时报告医师。

术后并发症除胸腔内出血外，还可能出现乳糜胸，原因是胸导管或其某一主要分支的破裂所致，胸导管的损伤几乎发生于所有胸部外科手术之后，从损伤到临床上出现明显的乳糜胸约有 2～10d 的潜伏期。观察胸内负压，随时观察水封管中液面的波动情况是引流管护理不可忽视的内容之一。随着胸膜腔内气体和液体的排出，残腔缩小，手术后 48h、72h 负压波动范围多为 1～3cm 水柱，结合胸部 X 线，根据患者具体情况考虑拔管。

4.当发现引流管不通畅时，应积极采取措施，用手挤压引流管或空针抽气或轻轻左右旋动引流管，使之通畅，如仍不通畅，则报告医师并协助再行处理。

5.搬动患者时，应注意保持引流瓶低于胸膜腔，以免瓶内液体倒流导致感染；对有气体逸出的患者，需始终保持引流管通畅，绝不可随意夹管。

6.操作过程中，严格无菌操作和消毒隔离，常规应用抗生素，以防继发感染。

7.加强基础护理，如口腔护理、皮肤护理、褥疮护理，防止护理并发症。

8.如患者病情好转，呼吸改善，引流管无气体逸出，报告医师，夹管 24h X 线复查，考虑拔管。

四、拔管指证

1.生命体征稳定。

2.引流瓶内无气体溢出。

3.引流液体很少，24h 内引流量＜100mL。

4.听诊余肺呼吸音清晰，胸片示伤侧肺复张良好即可拔管。拔管后 24h 内要密切观察患者有无胸闷、憋气、呼吸困难、气胸、皮下气肿等；观察局部有无渗血渗液，如有变化，要及时报告医师及时处理。

第二章　神经系统疾病

第一节　急性感染性多发性神经炎

本病又称吉兰-巴雷（Guillain-Barre）综合征或急性炎症性脱髓性多发性神经炎。它是一种急性发病的累及多数脊神经根和神经末梢，并可累及脑神经的炎性脱髓病。

一、病因

目前病因未明，临床及流行病学显示发病可能与空肠弯曲菌感染有关。本病以腹泻为前驱症状的患者空肠弯曲菌感染率高达85%。此外，本病还可能与巨细胞病毒、EB病毒、肺炎支原体、乙型肝炎病毒、HIV感染有关。

二、发病机制

分子模拟学说认为病原体某些组分与周围神经某些结构相同，机体免疫系统发生识别错误，自身免疫细胞和自身抗体对正常的周围神经组分发生免疫应答，致周围神经脱髓鞘。

三、临床表现

急性或亚急性起病，儿童和青壮年多见。约半数以上患者病前1～4周可追溯有胃肠道或呼吸道感染症状以及疫苗接种史。起病后病情进展迅速，出现肢体对称性弛缓性瘫痪，四肢腱反射减弱或消失。病理反射阴性。瘫痪通常自双下肢开始，近端常较远端明显，多于数日至2周内达到高峰。病情危重者在1～2日迅速加重，出现四肢完全性瘫痪，严重者肋间肌和膈肌瘫痪，而出现呼吸肌麻痹、呼吸困难而危及生命。

感觉障碍主诉较多，但客观检查相对较轻。四肢有麻木、刺痛或感觉过敏，但肢体的手套、袜子型感觉减退较轻。常有小腿的腓肠肌压痛。30%以上有脑神经损害表现。双侧面神经周围性麻痹常见，也有舌咽和迷走神经受损，出现声音嘶哑、吞咽困难、呼吸困难。

自主神经功能紊乱症状较明显，如窦性心动过速、心律失常、直立性低血压等。大小便一般正常。80%以上患者可以完全恢复。但也有一定的死亡率。少数病例因急性呼吸衰竭、肺部感染或心力衰竭而死亡。

四、实验室和辅助检查

（一）脑脊液检查

发现蛋白升高而细胞数正常或接近正常（此为蛋白-细胞分离现象）。这种现象在起病后2～3周开始出现，第3周最明显。

（二）肌电图检查

早期肢体远端神经传导速度正常，但F波潜伏期延长。F波异常代表神经近端或神经根损害，对诊断有意义。数周后严重脱髓鞘使神经传导速度明显减慢，远端潜伏期延长，波幅轻度异常。

五、诊断和鉴别诊断

（一）诊断根据

（1）病前1～4周有上呼吸道感染或腹泻史。

（2）急性或亚急性起病。

（3）迅速出现四肢对称性的周围性瘫痪。

（4）四肢远端手套和袜子型的感觉障碍的叙述和（或）体征。

（5）四肢呈周围性瘫痪，即四肢瘫时肌张力低、腱反射明显减退或消失。

（6）可以伴有脑神经损害。

（7）大小便正常。

（8）双侧腓肠肌常有疼痛。

（9）病后2周脑脊液检查可发现蛋白细胞分离现象。

（10）病程自限性。

（二）鉴别诊断

（1）急性脊髓炎表现为受损脊髓节段以下的中枢性瘫痪（截瘫或四肢瘫）、传导束型感觉障碍和括约肌功能障碍。脑脊液中蛋白及细胞数均轻度增高或正常。

（2）周期性瘫痪又称低钾性麻痹。常在饱餐和剧烈运动后，于夜间急性发病，晨起时发现肢体对称性软瘫。无明显感觉障碍。发作时检查有血清钾降低和低血钾的心电图改变。补钾以后症状迅速缓解。

六、治疗

（一）一般治疗及护理

急性期应卧床休息，瘫痪肢体尽早进行按摩和被动运动。注意保持肢体功能位置，若有手足下垂，应用夹板固定，防止肢体挛缩。勤翻身拍背，促使呼吸道分泌物排出。加强营养，若有吞咽困难，应鼻饲流质饮食。酌情给予维生素 B1、维生素 B6、维生素 B12 及维生素 C 和辅酶 A 等药物。

（二）肾上腺糖皮质激素

在无条件应用免疫球蛋白静脉滴注的情况下，可早期试用甲泼尼龙，成人每天 500mg 静脉滴注，连用 5～7 天；或地塞米松每天 10mg，加入 5%～10%葡萄糖液中静脉滴注，连用 7～10 天为 1 个疗程。长期大剂量使用激素，应注意补钾，并观察有无继发感染或消化性溃疡等不良反应。

（三）静脉滴注免疫球蛋白（IVIG）

静脉滴注免疫球蛋白能缩短病程，预防呼吸肌麻痹，应尽早使用，IVIG 每天 0.4g/kg，静脉滴注，连用 5 天，对静脉注射免疫球蛋白过敏或先天性 IgA 缺乏的患者禁用。

（四）血浆交换（PE）

血浆交换可清除血浆中致病因子，改善症状，减少并发症，用于重症或呼吸肌麻痹患者。血浆交换量每次 40mL/kg 或 1～1.5 倍血浆容量计算，病情较轻患者每周做 2 次即可，中至重度患者每周可考虑做 4 次和 6 次。禁忌证包括严重感染、心律失常、心功能不全和凝血功能障碍等。

（五）呼吸肌麻痹的治疗

呼吸肌麻痹是本病死亡的重要原因，应予积极防治，并随时观察患者有无轻度发绀、烦躁、痰液阻塞等早期呼吸肌麻痹表现。若有此类情况，应及时予以气管插管，以保持呼吸道通畅，维持呼吸功能。必要时可做人工辅助呼吸，有条件可用呼吸机维持呼吸。

（六）抗生素

胃肠道空肠弯曲菌感染者可用大环内酯类抗生素治疗。

七、预后

本病具有自限性，预后较好。瘫痪多在 3 周后开始恢复，多数患者 2 个月至 1 年恢复正常。约 10%患者留有较严重的后遗症。60 岁以上患者，病情进展迅速并需要辅助呼吸以及运动神经波幅降低是预后不良的危险因素。

第二节　面神经炎

本病是指茎乳孔内急性非化脓性面神经炎造成的周围性面神经麻痹。为常见的脑神经疾病。

一、病因和发病机制

面神经炎的病因未完全阐明。由于骨性面神经管仅能容纳面神经通过，面神经一旦发生炎性水肿，必然导致面神经受压。风寒、病毒感染（如带状疱疹）和自主神经功能不稳等可引起局部神经营养血管痉挛，导致神经缺血水肿，也可以发生于吉兰-巴雷综合征。面神经炎早期病理改变为神经水肿和脱髓鞘，严重者可出现轴索变性。

二、临床表现

任何年龄均可发病，多见于 20～40 岁。通常急性起病，在数小时至数天内达到高峰。部分患者麻痹前 1～2 天有病侧耳后持续性疼痛和乳突部压痛。多在晨起洗漱时发现口角歪斜、漏水为最初症状。检查可见患者面部表情肌瘫痪，皱纹消失，不能皱额、蹙眉。眼睑不能闭合或闭合不全。闭眼时眼球向外上方转动，露出白色巩膜，称为贝尔（Bell）现象。鼻唇沟变浅，口角下垂，露齿时口角歪向健侧，饮水时漏水流涎，鼓腮时漏气。如鼓索以上面神经病变可出现患侧舌前 2/3 味觉消失。

80%的患者在 1～2 周开始恢复，数月内明显好转而痊愈。中西医结合的治疗方案可提高病情痊愈率。经过治疗部分患者仍可能留有患侧永久性面神经麻痹或面肌痉挛的后遗症。

三、诊断和鉴别诊断

（一）诊断

根据急性起病的一侧面神经周围性麻痹，排除其他原因所致的周围性面瘫和中枢性面瘫即可诊断。

（二）鉴别诊断

1.中枢性面神经麻痹

中枢性面神经麻痹常见于急性脑血管病、脑炎患者。多伴有同侧肢体瘫痪，伸舌偏向瘫痪侧，其他脑神经受损症状及各种原发病的特殊表现。

2.其他原因所致的周围性面神经麻痹

（1）吉兰-巴雷综合征：多为双侧周围性面瘫，有四肢远端对称性运动和感觉障碍。脑脊液检查有蛋白-细胞分离现象。

（2）中耳炎、迷路炎、腮腺炎等所引起的面瘫，常有原发病的病史及表现。

（3）脑干病变引起的面瘫，常伴有其他脑神经（如展神经、三叉神经）受损，可有对侧肢体瘫痪。此外，还有原发病的表现。

四、治疗

治疗原则是改善局部血液循环，促进炎症和水肿消退，以利面神经功能恢复。

（一）药物治疗

1.皮质类固醇

急性期尽早使用皮质类固醇，如地塞米松 10～15mg/d，7～10 天为 1 个疗程。口服泼尼松 30mg/d，顿服或分 2 次口服，连续 5 天，随后在 7～10 天内逐渐减量。

2.B 族维生素

维生素 B1 100mg、维生素 B12 500μg，肌内注射，每天 1 次。可促进神经髓鞘恢复。

3.巴氯芬

每次 5mg，3 次/天口服，可逐渐增量至 30～40mg/d，分 3 次口服。可通过减低肌张力改善局部血循环，但个别患者不能耐受不良反应，如恶心、呕吐和嗜睡等。

（二）理疗

急性期局部红外线照射，超短波透热疗法。茎乳孔周围热敷，有改善局部血液循环，减轻神经水肿作用。

（三）其他治疗

用眼药水、眼罩等保护患侧眼睛。恢复期采用针灸治疗。急性期头面部穴位不宜用针灸治疗，以免引起继发性面肌痉挛。

五、预后

大部分患者可在数周或 1～2 个月恢复，1 周内味觉恢复提示预后良好。不完全性面瘫 1～2 个月可恢复或痊愈。年轻患者预后好，老年患者伴乳突疼痛或合并糖尿病、高血压、动脉硬化、心肌梗死等预后较差。完全性面瘫患者一般需 2～8 个月甚至 1 年时间恢复，且常遗留后遗症。

第三节 脑血管疾病

一、脑出血

脑出血（intracerebral hemorrhage，ICH）是指脑实质内原发性非外伤性血管破裂出血。占全部脑卒中的 10%～30%。

（一）病因

脑出血最常见的病因是高血压合并小动脉硬化，其他病因包括先天性脑血管畸形或动脉瘤，还有血液病、脑动脉炎、抗凝或溶栓治疗等因素。长期高血压和小动脉硬化，在一些经常承受高压的部位，如大脑中动脉的分支豆纹动脉等处，由于其与主干成直角和管壁较薄等解剖特点，易形成微小动脉瘤。在兴奋、激动、用力等因素的影响下，血压骤然升高，局部承受较高的血流冲击使受损的动脉破裂而出血。

（二）临床表现

本节主要讨论高血压性脑出血的表现。

1.发病特点

脑出血常见于 50 岁以上（近年发病有年轻化的倾向），原有高血压或动脉硬化史者，男性略多，寒冷季节发病较多。大多在活动中或情绪激动时突然发病，发病后病情在数分钟至数小时内发展至高峰。部分患者病前数小时至数天可有头痛、头昏、眩晕、肢体麻木等前驱症状。由于颅内压升高主要表现为突感剧烈头痛，频繁呕吐，继之有不同程度的意识障碍、肢体瘫痪、失语、大小便失禁。血压明显升高，脉搏徐缓有力，呼吸有鼾声。瞳孔可大小不等。严重者常于起病后数小时死亡。

2.与出血部位有关的定位表现

（1）基底核区出血：约占脑出血的 70%，其中壳核最多，占脑出血的 60%，丘脑出血占 10%，尾状核、带状核出血较少见。此区出血病情轻重不一。①轻型：多为壳核或丘脑的小量出血，主要表现为"三偏"，即对侧肢体不同程度的中枢性偏瘫，偏身感觉缺失和同向性偏盲，优势半球受累可有失语，意识障碍轻或无。②重型：多为壳核和丘脑的大量出血，血肿侵及内囊或破入脑室，病情凶险，出现意识障碍，鼾声呼吸，呕吐较重，血压多明显增高，脉搏徐缓，颜面潮红，大汗。检查可见瞳孔不等大，两眼同向偏斜，凝视病灶侧，瘫痪侧面颊随呼吸鼓起并有漏气，瘫痪下肢在平卧时外旋，肌张力低，Babinski 征阳性。③极重型：可出现四肢强直性痉挛，死亡率很高。

（2）脑叶出血：占脑出血 10%，发病年龄较轻，常由脑动静脉畸形所致，主要表现为头痛、呕吐等颅内压增高症状及各脑叶局灶损害的症状和体征，如单瘫、失语、偏盲、抽搐、精神症状或智能障碍等。

（3）脑桥出血：约占脑出血的10%。小量出血可无意识障碍，表现为交叉性瘫痪和共济失调性偏瘫，两眼凝视瘫痪侧肢体，可较好恢复。大量出血（血肿＞5mL）则迅速进入昏迷、四肢瘫痪、双侧针尖样瞳孔、中枢性高热、中枢性呼吸障碍、去大脑强直发作等，多在数小时或48小时内死亡。

（4）小脑出血：占脑出血的10%。轻者表现眩晕、呕吐、患侧共济失调、眼球震颤等。多无肢体瘫痪。重者病情十分严重，血液直接进入第四脑室，导致颅内压迅速增高、患者迅速昏迷、形成枕骨大孔疝在数小时内死亡。

（5）脑室出血：占脑出血的3%～5%，由脑室内脉络丛动脉或室管膜下动脉破裂出血所致，血液直接流入脑室内，又称原发性脑室出血。多数病例出血量少，仅出现头痛、呕吐、脑膜刺激征及血性脑脊液，无意识障碍及局灶性神经体征，酷似蛛网膜下腔出血，预后良好。大量脑室出血，起病急骤，迅速出现昏迷、针尖样瞳孔，眼球分离性斜视或眼球浮动、四肢弛缓性瘫痪，有阵发性强直性痉挛或去大脑强直发作、中枢性高热，预后极差，多迅速死亡。

（三）实验室和辅助检查

1.脑CT

临床疑诊脑出血时首选CT检查，CT扫描可见高密度的出血灶，出血部位、出血量的大小、血肿形态，是否破入脑室以及血肿周围有无低密度影的水肿带，可见有中线向病灶对侧移位的占位效应。严重时有脑实质的移位。

2.脑MRI检查

对急性脑出血诊断不如脑CT，但MRI对小脑、脑干出血显示清晰优于CT，并可用于监测脑出血的演进过程。

3.脑血管造影或DSA

脑出血一般不做此检查，怀疑脑血管畸形、烟雾病、血管炎等可进行此项检查。

4.脑脊液检查

因有诱发脑疝的危险，脑出血一般不做此检查。如需要排除颅内感染和蛛网膜下腔出血，宜谨慎进行。

（四）诊断和鉴别诊断

1.诊断

中老年以上有高血压或动脉硬化史者，于活动中或情绪激动时发病；有头痛、呕吐和血压升高；病情进展迅速，常出现意识障碍和偏瘫等局灶神经体征。有条件者可做 CT 或 MRI 可以迅速确诊。

2.鉴别诊断

脑出血应与脑血栓形成相鉴别。昏迷患者应与肝功能衰竭、肾衰竭、糖尿病性昏迷、一氧化碳中毒等鉴别。

（五）治疗和预防

治疗和预防主要目的是防止再出血、降低颅内压和控制脑水肿，维持生命功能，防止并发症，降低死亡率和致残率。

1.一般处理和护理

（1）一般卧床休息 2～4 周：应就地抢救，避免长途运送和过多搬动，不必要的检查尽量不做。保持安静，绝对卧床，取头高脚低位，避免情绪激动和血压升高以免加重出血。

（2）保持呼吸道通畅：及时清理呼吸道分泌物。患者如有意识障碍，应侧卧。必要时气管切开或气管插管。间歇给氧。

（3）保持营养和水、电解质平衡：患者每天补液量可按尿量+500mL 计算，如有高热、多汗、呕吐或腹泻者，可适当增加入液量。如意识清醒，吞咽动作恢复，可试进全流或半流饮食，少量多餐，否则应插管鼻饲维持营养。病程中及时作血生化检查，供治疗时参考。

（4）加强护理：随时观察生命体征和神志、瞳孔的变化。按时翻身拍背，保持皮肤清洁，预防压疮和肺部感染。有尿潴留和失禁者，应保留导尿，并定期做膀胱冲洗。

2.降低颅内压和控制脑水肿

降低颅内压和控制脑水肿是脑出血急性期治疗的重要环节。①20%甘露醇125～250mL，快速静滴，每6～8小时1次，疗程7～10天。②利尿剂：呋塞米较常用，每次40mg，每天2～4次静脉注射。常与甘露醇交替使用以增强脱水效果，用药过程中应注意监测肾功能和水、电解质平衡。

3.控制高血压

当血压≥26.7/14.7kPa（200/110mmHg）者，可应用利舍平、硝苯地平等降压药，使血压维持在略高于发病前水平。当血压<24.0/14.0kPa（180/105mmHg）时可暂不使用降压药。

4.手术治疗

（1）手术适应证：①脑出血后逐渐出现颅内压增高伴脑干受压者。②小脑半球血肿>15mL，蚓部血肿>6mL，血肿压迫脑干或引起急性阻塞性脑积水。③脑室出血导致阻塞性脑积水。④年轻患者脑叶或壳核中，出血>40～50mL。⑤有明确动脉瘤、动静脉畸形等出血病灶。

（2）非手术适应证：①深昏迷，两侧瞳孔散大，光反应消失，有去大脑强直发作者。②心、肺、肾功能严重损害或消化道出血者。

5.恢复期治疗

恢复期治疗主要是促使瘫痪肢体和语言功能的恢复。脑水肿消退，患者意识清楚后立即配合针灸、理疗等措施可明显促进肢体功能恢复。改善脑细胞代谢的药物如胞二磷胆碱等可酌情选用。医务人员应鼓励患者树立起战胜疾病的信心，发挥其主观能动性，在患者家属的密切配合下帮助患者制订合适的康复治疗计划，并督促其执行，使患者部分甚至完全恢复生活自理和工作能力。

6.预防

预防和控制高血压是预防高血压性脑出血的关键。少盐饮食，平常血压控制在16.0/10.7kPa（120/80mmHg）。

（六）预后

脑出血通常在短时间内停止，一般不复发，预后与出血量、部位、病因及全身状况有关，脑干、丘脑及脑室出血预后差。血肿与周围脑水肿联合占位效应可导致脑疝和致命性预后。脑出血病死亡率较高，约半数病例死于病后 2 日内。如配合中药以及针灸的治疗可提高部分患者的生活自理或恢复工作能力。也应注意加强人为干预以降低复发率。

二、蛛网膜下腔出血

蛛网膜下腔出血（subarachnoid hemorrhage，SAH）是指颅内脑底部或表面动脉瘤及动静脉畸形血管破裂，血液直接进入蛛网膜下腔而引起的临床综合征。

（一）病因和发病机制

病因以先天性颅内动脉瘤多见，其次为脑血管畸形。少见病因有颅内肿瘤、血液病、抗凝治疗后等。

动脉瘤主要位于脑底动脉环动脉的分叉处，在情绪激动或用力时，血压突然升高导致薄弱血管壁破裂出血。动脉瘤的破裂与年龄增长、瘤体增大有关。血液流入蛛网膜下腔刺激敏感结构而引起头痛。蛛网膜下腔血细胞分解释放各种炎症物质引起化学性脑膜炎而出现脑膜刺激征。血液释放的血管活性物质如 5-羟色胺可引起局部脑血管痉挛而加重临床症状。大量蛛网膜下腔出血致颅内容积增加可引起颅内高压，甚至脑疝。一至数周后可发生脑部粘连形成脑积水。

（二）临床表现

任何年龄均可发病，但以青中年发病居多。大多数无前驱症状，多数患者发病前有明显诱因。激烈运动、过度疲劳、情绪激动、用力排便常为发病的诱因。

患者突然发病。突发异常剧烈全头痛、恶心和呕吐。检查可见患者颈项强直、凯尔尼征阳性。眼底可以发现玻璃体下片状出血，发病 1 小时内即可出现。腰穿检查时留取三管脑脊液呈均匀血性，大量新鲜红细胞、蛋白增多，糖和氯化物正常，压力升高。

后交通动脉瘤破裂可引起患侧动眼神经麻痹。60 岁以上的老年人临床症状常不典型，头痛、呕吐、脑膜刺激征都可能不明显，而表现为精神症状或意识障碍。蛛网膜下腔出血发病数天后可有低热，此系出血后吸收热。少数重症患者深昏迷，可出现去大脑强直、脑疝死亡。

如出血量不多或停止，则病情好转，症状减轻，患者在 2～3 周恢复。部分患者可因出血量大而突然死亡。再次出血在病后 10～14 天发生率最高，可使死亡率增加一倍。

（三）并发症

1.再出血

再出血是蛛网膜下腔出血主要的急性并发症。指在病情稳定的情况下，突然再次出现剧烈头痛、呕吐、抽搐发作、昏迷等，脑膜刺激征明显加重，复查脑脊液呈新鲜血性。再出血的原因多为动脉瘤破裂，出血后 1 个月内再出血危险性最大。

2.脑血管痉挛

早期痉挛在出血后立即出现，但持续时间短，多在数小时或 24 小时内缓解。迟发性脑血管痉挛通常发生在出血后 1～2 周，一般需 3 周左右渐进恢复，发生率 30%～50%，甚至可高达 80%。其主要表现为：高热和出现意识障碍，局限性神经体征如偏瘫等。但重复脑脊液检查无新鲜出血。迟发性脑血管痉挛是导致患者死亡和致残的主要原因。

3.脑积水

发生在出血后数月至数年，可能是由于出血造成粘连或矢状窦旁蛛网膜颗粒损害引起脑脊液吸收障碍所致。表现为精神症状、痴呆、步态障碍、尿失禁、抽搐。脑 CT 示脑室明显扩大等。

（四）实验室和辅助检查

1.CT 检查

临床疑诊蛛网膜下腔出血首选 CT 检查，可早期诊断。早期可检出 90% 以上的蛛网膜下腔出血。可鉴别有无脑实质出血或脑室出血，以及是否伴有脑积水或脑梗死，CT 增强可以发现大多数动静脉畸形和大的动脉瘤。

2.脑脊液检查

凡疑为蛛网膜下腔出血，CT 扫描不能确定蛛网膜下腔出血的临床诊断时可进行脑脊液检查。出血后数小时，脑脊液呈均匀血性，压力增高，具有重要的诊断价值。但应排除腰穿损伤。如出血时间较久则多数红细胞呈皱缩状，以后红细胞破裂溶血，脑脊液逐渐黄变，持续 2～3 周甚至更久。操作时应注意腰穿有诱发脑疝形成的风险，腰穿前可先脱水降低颅内压。

3.脑血管造影

一旦蛛网膜下腔出血明确后应行脑血管造影。一般在出血停止、病情稳定后进行。脑血管造影为蛛网膜下腔出血的病因诊断提供可靠依据，也是为今后制定合理外科治疗方案的先决条件。

4.辅助检查

血常规、凝血功能和肝功能检查，对于寻找其他出血原因有帮助。

（五）诊断和鉴别诊断

1.诊断

突然起病，出现前所未有的剧烈头痛、恶心和呕吐、颈项强直、凯尔尼征阳性，伴或不伴有意识障碍，体检无局灶性神经体征，应高度怀疑蛛网膜下腔出血。立即检查 CT 可证实诊断，如果不能进行临床诊断，可进行腰穿行脑脊液检查，脑脊液呈均匀血性，压力增高，眼底检查玻璃体下片块状出血等可确诊。

2.鉴别诊断

（1）高血压性脑出血：可有血性脑脊液，但多出现明显的局灶性体征，如偏瘫、失语等。查 CT 或脑血管造影可鉴别。

（2）颅内感染：各种病原微生物感染引起的脑膜炎可有头痛、呕吐及脑膜刺激征。但脑脊液检查无红细胞、白细胞增多，糖和氯化物降低，有可能检出病原体而确诊。

（六）治疗和预防

急性期治疗目的为防治再出血和脑血管痉挛，去除病因，减少并发症，预防复发。其治疗措施如下。

（1）一般治疗及护理：急性期必须绝对卧床 4～6 周，住院监护治疗，避免搬动患者和做不必要的检查。床头抬高 15°～20°，保持安静，减少探视，不宜过早下床，避免情绪激动。保持大便通畅，不要用力咳嗽、喷嚏，以免诱发动脉瘤再次破裂出血。若头痛剧烈，烦躁不安，可选用地西泮或苯巴比妥；有颅内高压或呼吸不规则者禁用哌替啶。

（2）预防再出血：使用抗纤溶药可抑制纤溶酶的形成，推迟血块溶解和防止再出血。①6-氨基己酸（EACA）4～6g 加入 0.9%生理盐水 100mL 静脉滴注，15～30 分钟内滴完，再以 1g/h 剂量静滴 12～24 小时；以后 24g/d，连用 3～7 天。逐渐减量至 8g/d，维持 2～3 周。②氨甲苯酸（PAMBA）0.4g 缓慢静注，每天 2 次。

（3）用 20%甘露醇降颅压，如药物疗效不佳，头痛剧烈，可考虑腰穿，十分缓慢地放脊液，每次放 10～20mL，每周 2 次，但应注意有脑疝、颅内感染和再出血的危险。

（4）防治脑血管痉挛：目前临床上常用钙通道阻滞药，在起病后的最初 4 小时内开始，口服尼莫地平 40mg，4～6 次/天，连用 3 周，有较好疗效。

（5）保持水和电解质平衡：支持治疗。

三、短暂性脑缺血发作

短暂性脑缺血发作（transient ischemic attack，TIA）指脑血管病所致的短暂性、局限性脑功能障碍。症状突起又迅速消失，一般持续数分钟至数十分钟，多在 1 小时内缓解，最长不超过 24 小时，不留任何神经功能缺损症状。有反复发作的趋势。如发作超过 2 小时常遗留轻微神经功能缺损表现或 CT 及 MRI 显示脑组织缺血征象。

（一）病因和发病机制

短暂性脑缺血发作（TIA）的发病与动脉粥样硬化、动脉狭窄等多种病因及多种途径有关，主要有以下两方面。

1.血流动力学改变

由各种原因所致的颈内动脉系统或椎-基底动脉系统的动脉严重狭窄，在这基础上血压的急剧波动、一过性血压下降而侧支循环供血减少时，可导致脑缺血而发生功能障碍。

2.微血栓形成

在动脉内膜表面粥样斑块上常有微血栓形成和脱落，随血流运行，阻塞小血管而出现局限性的脑功能障碍。当栓子破碎或溶解移向远端甚至消失，脑血流和脑功能又重新恢复，症状缓解。

（二）临床表现

好发于中老年人（50～70 岁），男性多于女性。发病突然，迅速出现局限性神经功能或视网膜功能障碍，持续时间短暂，常为数分钟至数小时，最长不超过 24 小时，不留神经功能缺损，常反复发作，每次发病的症状相对恒定。

1.颈内动脉系统 TIA

通常持续时间短，发作频率少，较多进展为脑梗死。主要表现为对侧单肢无力或轻偏瘫、对侧感觉障碍、失语、一过性黑蒙等。

2.椎-基底动脉系统 TIA

椎-基底动脉系统 TIA 以眩晕症状最为常见，常伴有恶心、呕吐，很少出现耳鸣，也可同时出现复视、共济失调、平衡障碍、吞咽困难等。脑干受累可出现交叉性瘫痪。少数患者有猝倒发作，常表现为迅速转头时突然出现双下肢无力而跌倒，不伴意识丧失，可立即自行站起，此种发作可能是脑干网状结构缺血所致。若边缘叶受累，可出现短暂性全面遗忘症，发作时表现为短时间记忆丧失，对时间、地点定向障碍，持续数分钟至数十分钟，但说话、书写和计算能力保持完整。

（三）诊断和鉴别诊断

1.诊断

由于多数患者就诊时已无症状和体征，故诊断主要靠详细的病史询问。症状典型者诊断不难。如中年以上患者反复发作的突然发病、持续时间短暂；所出现的神经功能障碍，仅局限于某血管分布范围；症状体征在 24 小时内完全恢复；间歇期无任何神经系统阳性体征。有上述特点即可诊断本病，但也应与以下疾病相鉴别。

2.鉴别诊断

（1）癫痫的部分发作：常表现为持续数秒至数分钟肢体抽搐或感觉障碍，从躯体的一侧开始向周围扩散，可有脑电图异常，CT/MRI 检查可能发现脑内局灶性改变。

（2）梅尼埃病：发作性眩晕、恶心呕吐，症状与椎-基底动脉系统 TIA 的发作相似，但每次发作时间常多于 24 小时，发作时无神经系统局灶体征，发病年龄多在 50 岁以下。

（四）治疗和预防

TIA 治疗目的是消除病因、减少及预防复发、保护脑功能，防止脑梗死发生。

1.病因治疗

病因明确者应针对病因治疗，控制卒中危险因素，如动脉粥样硬化、高血压、心脏病、糖尿病、高脂血症和颈椎病等，消除微栓子来源和血流动力学障碍，戒除烟酒，坚持体育锻炼等。

2.药物治疗

预防进展或复发，防治 TIA 后再灌注损伤，保护脑组织。

（1）抗血小板聚集剂：可减少微栓子发生，减少 TIA 复发。可选用阿司匹林 50～100mg，晚餐后顿服；噻氯匹定 125～250mg 口服，一天 1～2 次，可单独应用或与双嘧达莫联合应用。这些药物应长期服用。有溃疡病和出血性疾病者要慎用阿司匹林。噻氯匹定不良反应有腹泻、食欲缺乏、皮疹，偶见血细胞减少和消化道出血。

（2）抗凝药物：如发作频繁，程度严重，发作症状逐次加重，抗血小板聚集剂治疗无效，且无明显抗凝治疗禁忌者可进行抗凝治疗。可选用低分子肝素 4000U，腹壁皮下注射，一天 2 次；也可选择华法林（苄丙酮香豆素钠）口服，一天 2～4 次。用药最初数天内，每天查凝血酶原时间和活性以便调整抗凝药物的剂量，使凝血酶原活性维持在 20%～30%为宜，以后每周监测 1 次，治疗期间注意出血并发症。

3.预防

TIA 复发应重视高血压、糖尿病、高胆固醇血症和心脏病等致病因素的治疗，纠正不良生活习惯吸烟和过量饮酒，适当运动。已发生 TIA 的患者或高危人群可长期服用抗血小板药，阿司匹林预防 TIA 和缺血性卒中已有 20 余年历史，目前仍是最主要的预防性用药，我国建议剂量是 75～150mg，也可用噻氯匹定 125～250mg/d 口服。

（五）预后

未经治疗或治疗无效的病例，部分发展为脑梗死，部分继续发作，部分可自行缓解。

四、脑血栓形成

脑血栓形成是指脑动脉主干血栓形成、血管狭窄或闭塞、引起脑局部血流减少或供血中断，脑组织缺血缺氧导致软化坏死，出现局灶性神经系统症状和体征。

（一）病因和发病机制

1.病因

（1）动脉壁病变：最常见的是动脉粥样硬化，其次为动脉类。

（2）血液成分改变：高凝状态、高血糖、血黏度增加，红细胞增多症等。

（3）血动力学异常：血流过缓，血压下降，心功能不全。

2.发病机制

动脉粥样硬化等病因使脑血管受损，粥样斑块导致血管管腔狭窄。在睡眠、失水、心律失常、心衰、休克等原因使血流缓慢、血压下降、血液黏滞度增高时，在病变的动脉壁狭窄处易形成血栓，使原已狭窄的血管阻塞，短时间内就出现脑功能障碍。

（二）临床表现

1.发病特点

动脉粥样硬化性脑血栓形成多见于 50 岁以上原有脑动脉硬化史者，常伴有高血压、冠心病、糖尿病。而脑动脉炎等因素引起的脑血栓形成以中青年多见。常在安静、休息或睡眠时发病，晨起时发现肢体活动不灵，言语不利。部分患者病前 1～2 天可有 TIA 表现或头痛、头昏、眩晕及肢体麻木等前驱症状。患者一般意识清楚，脉搏、呼吸、血压大多无改变，颅内压增高症状较轻。临床表现取决于梗死灶的大小和部位，神经系统局灶性症状多在发病后 10 余小时或 1～2 天内达到高峰。当大脑大面积梗死或基底动脉闭塞病情严重时，意识不清，甚至出现脑疝，引起死亡。

（1）临床类型。①完全型：指发病 6 小时内症状即达高峰者，常为完全性偏瘫，病情一般较重，甚至昏迷。②进展型：局限性脑缺血症状在 48 小时内逐渐进展，呈阶梯式加重，直至完全出现偏瘫或意识障碍等严重神经功能缺失。③缓慢进展型：起病 2 周后症状仍进展，常与全身或局部因素所致的脑灌流减少、侧支循环代偿不良、血栓向近心端逐渐扩展有关。④可逆性脑缺血发作或称可逆性缺血性神经功能缺损缺血：发病后神经功能缺失症状较轻，但持续存在，可在 3 周内恢复，不留后遗症。

（2）不同部位脑血管闭塞的临床特点。①大脑前动脉：皮质支闭塞出现病变对侧下肢运动及感觉障碍，同时伴大小便功能障碍，面部少有受累。深穿支闭塞出现病变对侧中枢性面、舌和上肢轻瘫，而下肢一般较轻。双侧大脑前动脉闭塞时，可出现淡漠、欣快等精神症状及摸索动作、强握反射等。②大脑中动脉：主干闭塞出现对侧偏瘫、偏身感觉障碍和偏盲（即三偏征），若在优势半球可有失语。皮质支闭塞出现的偏瘫及感觉障碍以面部和上肢为重，非优势半球可出现对侧偏侧忽视症等体象障碍。深穿支闭塞出现上、下肢程度一致的偏瘫，一般无感觉障碍和偏盲。③大脑后动脉：皮质支闭塞出现病变对侧同向偏盲，若在优势半球，还可出现失读、失写、失记等。深穿支闭塞可出现典型的丘脑综合征，对侧深浅及精细感觉消失，伴自发性疼痛，可有轻偏瘫，还可出现锥体外系症状，如手足徐动、舞蹈、震颤等。④椎-基底动脉：椎-基底动脉主干闭塞，是危及生命的严重脑血管事件，可出现四肢瘫痪、延髓麻痹、高热、昏迷，常迅速死亡。

2.辅助检查

（1）神经影像学检查：应常规进行脑 CT 检查，虽早期有时不能显示病灶，但对排除脑出血至关重要。多数病例发病 6 小时内可出现正常，24 小时后病灶区呈低密度改变。

（2）脑 MRI 可清晰显示早期缺血性梗死、脑干及小脑梗死、静脉窦血栓形成等，梗死后数小时即出现 T1 低信号、T2 高信号病灶，出血性梗死显示其中混杂 T1 高信号。功能性 MRI 弥散加权成像可早期诊断缺血性卒中，发病 2 小时内即显示缺血病变，为早期治疗提供重要信息。

（三）诊断和鉴别诊断

1.诊断

50 岁以上，有短暂性脑缺血发作或高血压、糖尿病等危险因素。常于安静状态或休息时出现偏瘫、偏盲、偏身感觉障碍、失语等局部损害症状，发病急起，可缓慢加重。一般无意识障碍，大多无明显头痛和呕吐。脑脊液检查基本正常，24 小时后病灶区在 CT 扫描中呈低密度灶。

2.鉴别诊断

主要与以下疾病鉴别。

（1）脑出血：脑血栓形成有时与小量脑出血的临床表现相似，但活动中起病，病程进展快，CT 可以确诊也可以鉴别。

（2）脑栓塞：起病急骤，常有心脏病史，有栓子的来源如风心病、冠心病、心肌梗死、亚急性细菌性心内膜炎，特别是合并心房纤颤。

（四）治疗与预防

1.急性期治疗原则

发病后立即就诊，力争在起病 6 小时内的治疗时间窗内溶栓治疗；根据每个患者年龄、缺血性卒中类型、病情程度和基础疾病等采取支持疗法、对症治疗和早期康复治疗的治疗方案。

2.急性期治疗措施

（1）一般治疗及护理：患者早期应绝对卧床休息，取平卧位。进流质或半流质饮食，不能进食者应鼻饲。加强基础护理与心理护理，防治褥疮、泌尿道和呼吸道感染等各种并发症。

（2）早期溶栓治疗。适应证：①75 岁以下患者。②急性缺血脑卒中无昏迷。③发病 3 小时内或在 MRI 脑扫描发病后 6 小时无异常者，或 CT 未显示低密度病灶。④已排除颅内出血。⑤患者本人或家属同意。禁忌证：①降血压治疗血压仍＞185/110mmHg。②有蛛网膜下腔出血或 CT 扫描发现出血和水肿。③有血液病出血素质，凝血障碍或使用抗凝药物。④出血凝血检查异常，血小板计数＜100×10⁹/L。

常用溶栓药物有尿激酶（UK），25 万～100 万 U，加入 5%葡萄糖或 0.9%氯化钠中静脉滴注，30 分钟至 2 小时滴完，剂量应根据患者的具体情况来确定。也可采用 DSA（数字减影血管造影）监视下超选择性介入动脉溶栓。

（3）抗凝治疗：目的在于防止血栓扩展和新血栓形成。常用药物有肝素、低分子肝素及华法林等（用法见 TIA 治疗）。

（4）血液稀释疗法：在血黏度过高或血容量不足时，可适当使用低分子右旋糖酐-40。低分子右旋糖酐-40 的常用量为 500mL 静脉滴注，一天 1 次，连续 7～10 天。

（5）降纤治疗：早期应用降纤酶、巴曲酶、安克洛酶等降解血中纤维蛋白原。

（6）血管扩张剂：没有血压过低、脑内血管盗血现象等时可应用桂利嗪（脑益嗪）、尼莫地平等药。

（7）血压缺血性卒中后血压升高通常不需紧急处理，病后 24～48 小时收缩压＞29.3kPa（220mmHg）、舒张压＞16.0kPa（120mmHg）或平均动脉压＞17.3kPa（130mmHg）时可用降压药，如卡托普利 6.25～12.5mg 含服；即使有降压治疗的指征，也需慎重降压。血压过高［舒张压＞18.7kPa（140mmHg）］可用硝普钠 0.5～10μg/（kg·min），维持血压在 22.7～24.0/12.7～13.3kPa（170～180/95～100mmHg）水平。

（8）手术治疗：大片脑梗死，出现颅内压增高造成脑疝前，可去颅骨骨瓣减压。

3.恢复期治疗

恢复期主要是促进神经功能的恢复。对瘫痪肢体应加强被动运动及按摩，防止关节畸形。可根据条件在脑水肿消退后就开始进行，一般在发病后第十天左右在病者意识清楚下进行，可选用理疗、超声波疗法、针灸等，还可选用通经活络的中药。同时鼓励患者进行肢体活动锻炼。有失语者应进行语言功能训练。

五、脑栓塞

脑栓塞是指体内各部位栓子随血流进入颅内动脉使血管腔急性闭塞，引起相应供血区脑组织缺血坏死及脑功能障碍。

（一）病因和发病机制

根据栓子来源分为心源性、非心源性、来源不明性三类。

1.心源性

心源性最多见，占脑栓塞的 60%～75%。特别是慢性心房纤颤，栓子主要来源是左心房附壁血栓脱落，栓子在心内膜和瓣膜产生，常见于风湿性心脏病二尖瓣狭窄合并心房颤动、心肌梗死、感染性心内膜炎、二尖瓣脱垂、心脏手术、先天性心脏病等。

2.非心源性

非心源性指源于心脏以外的栓子随血流进入脑内造成栓塞。如主动脉弓及其大血管的粥样硬化斑块脱落，肺部感染性脓栓子，长骨骨折时脂肪栓子、癌性栓子、气体栓子等。

3.其他

有少数病例（约 30%）查不到栓子来源。

（二）临床表现

1.基本表现

脑栓塞可发生于任何年龄，以青壮年多见，患者多在活动中急骤发病，无前驱症状，局灶症状数秒钟至数分钟病情达高峰。其临床表现视阻塞的血管而定（见前述），可表现为偏瘫、单瘫、失语、意识清楚或有短暂的意识障碍。严重者可突然昏迷、全身抽搐，病情危重。

心源性栓塞者，患者年轻多有风心病的病史和表现；而老年人可由冠心病急性心肌梗死所致。非心源性者常有相应的原发病表现。有些患者同时并发肺栓塞、肾栓塞、皮肤栓塞等。

2.并发症

心源性栓塞患者常因此而加重心衰。长久卧床可合并肺部感染、压疮。

（三）实验室和辅助检查

1.CT 或 MRI

CT 或 MRI 应及早进行。检查可显示缺血性梗死或出血性梗死的改变，如合并出血性梗死高度支持脑栓塞诊断。

2.血常规和尿常规

血常规和尿常规大多正常，感染性栓塞或后期合并肺部感染者，外周血白细胞常增高。

3.脑脊液检查

脑脊液一般正常。脑压增高提示大面积脑梗死。若为出血性梗死可有少量红细胞。

4.心电图、心脏超声、X线胸片等检查

心电图、心脏超声、X线胸片等检查有助于发现引起栓塞的原发病。

（四）诊断要点

根据多数无前驱症状急骤发病，出现颈动脉或椎-基底动脉梗死症状。其中以偏瘫或局限性抽搐、失语、偏盲等大脑中动脉闭塞症状为多见。栓塞主干动脉出现大片脑梗死时有头痛、呕吐和意识障碍。脑脊液一般不含血。如有少数红细胞则可考虑出血性梗死。CT主要表现为梗死区低密度。

（五）治疗

（1）脑部病变的防治基本与脑血栓形成相同。主要是改善脑循环、减轻脑水肿、减少梗死范围。

（2）病因治疗，防止栓塞再发。带菌栓塞、应用抗生素。

（3）心源性脑栓塞后2～3小时，可用罂粟碱静脉滴注。

（4）CT显示小血性梗死或脑脊液中含红细胞或亚急性细菌性心内膜炎者禁用抗凝等治疗。

六、预后

脑栓塞急性期病死亡率为5%～15%，多死于严重脑水肿、脑疝、肺部感染和心力衰竭。心肌梗死所致脑栓塞预后较差，存活的脑栓塞患者多遗留严重后遗症。如栓子来源不能消除，10%～20%的脑栓塞患者可能在病后10天内再发，再发病率高。

第四节 癫痫

癫痫是一种由于神经元突然、反复异常放电所引起的反复发作的短暂的大脑功能失调的慢性疾病。由于放电神经元的部位不同，临床出现短暂运动、感觉、意识、自主神经功能失常等不同表现。

一、病因

引起癫痫的病因很多，临床上分为特发性和症状性两大类。

（一）特发性癫痫

特发性癫痫又称原发性癫痫，指病因目前尚未发现，暂时未能确定脑部可以解释症状的结构变化或代谢异常，可能与遗传因素有关系。常在某一年龄段发病，具有特征性临床及脑电图表现。约占癫痫总病例的60%。

（二）继发性癫痫

继发性癫痫指具有特殊病因，即由各种脑部疾病和影响代谢的全身性疾病引起，癫痫发作只是某个疾病的一种症状。症状性癫痫的常见病因有以下几种。①先天性疾病：苯丙酸酮尿症等遗传性代谢病、脑发育不全等。②外伤：颅脑产伤和外伤。颅脑产伤是婴儿期症状性癫痫的常见原因。③感染：各种病原体感染引起的脑炎和脑膜炎、脑脓肿。④颅内肿瘤：星形细胞瘤、胶质细胞瘤、转移癌等。⑤脑血管病：脑动静脉畸形、脑动脉瘤等。⑥变性疾病：阿尔茨海默病。⑦营养代谢性疾病：维生素B6缺乏、低钙、低血糖等。⑧毒物：铅、汞、一氧化碳、乙醇、毒鼠强等。⑨全身性系统性疾病：尿毒症、急性重型肝炎等。

年龄、遗传因素、睡眠及内环境改变可影响其发病。疲劳、睡眠不足、饥饿、饮酒、眼前闪光、便秘、感情冲动和一过性代谢紊乱等诱因都可导致癫痫发作。

二、发病机制

癫痫发病的电生理基础是神经元的异常放电。正常情况下，神经元自发产生频率较低的放电活动。而致病灶可产生高频的放电，这种异常高频放电可以诱发周边神经元同时放电，从而引起异常电位的传播。这种异常放电若波及全脑，则产生意识障碍和全身抽搐，称为全面性强直-阵挛发作；若只局限于大脑皮质一个区域，则为单纯部分性发作；若异常放电仅在脑边缘系统内传播，则为复杂部分性发作；若局限于脑干的网状结构内，则只有短暂的意识障碍而无抽搐，称失神发作。

三、临床表现

癫痫的临床表现形式多样，但都具有以下共同特性：发作性、短暂性、重复性和刻板性。同一个患者可以表现为一种发作形式或两种以上发作形式同时并存，也可以开始为一种发作类型以后再转变为另一种类型。发作频率从每天数次至数月一次不等。

（一）全面性发作

1.全身性强直-阵挛发作（简称大发作）

以突然意识丧失、跌倒、全面性强直后伴有抽搐为特征。发作可分为先兆期、强直期、阵挛期、惊厥后期。

（1）先兆期：部分患者发作前瞬间可出现上腹不适、心悸、眩晕、各种幻觉、身体局部轻微抽动、恐惧等各种感觉和运动障碍及精神症状，历时数秒钟，即进入发作期。先兆症状可能有提示病变部位的意义，但大多数患者发作前无先兆。

（2）强直期：患者突然意识丧失，跌倒于地，多同时发出一声尖叫，呼吸暂时中断。全身骨骼肌持续收缩，角弓反张，牙关紧闭，头后仰或转向一侧，两眼上翻或斜视，上肢强直或屈曲，下肢先屈曲后猛烈伸直。瞳孔扩大，对光反射消失，嘴唇发绀。历时 10～30 秒，之后肢端出现细微的震颤，并逐渐扩大波及全身，进入阵挛期。

（3）阵挛期：全身肌肉有节律地抽动，呼吸呈急冲式，口喷白沫，有时因咀嚼肌阵挛咬破唇舌可吐血色泡沫。此期历时 30～60 秒或更长。最后一次强烈阵挛后抽搐突然终止，所有肌肉松弛。

在发作期，患者常有心率增快，血压升高，唾液和支气管分泌物增多。患者在发作中可能导致外伤和吸入性肺炎。在强直和阵挛两期可发生舌咬伤。

（4）惊厥后期：阵挛停止后患者进入昏睡（此期可有二便失禁），历时数分钟至数小时不等，意识才逐渐清醒。醒后感到全身酸痛、乏力、头昏、头痛，除先兆症状外，对发作过程不能记忆。也有部分患者在意识完全恢复以前，出现兴奋躁动等精神症状。

如短时间内"大发作"接连发生或一次发作持续30分钟以上，使患者神志一直昏蒙，称癫痫持续状态。

2.失神发作

失神发作以5～10岁儿童多见。以意识障碍为主，意识突然中断数秒或数十秒为多见，神呆、手中持物失落。事后清醒、不能回忆。每天可数次或数十次。

（二）单纯部分性发作

痫性发作的起始症状常提示痫性病灶在对侧脑部，发作时程较短，一般不超过1分钟，无意识障碍。可分为以下四型。

1.部分运动性发作

局限于一侧肢体、口角、拇指或足趾的抽动，也可涉及整个一侧面部或一个肢体远端，有时表现言语中断。如发作自一处开始沿大脑皮质运动区分布顺序扩散，如自一侧拇指沿腕部、肘部、肩部扩展，称 Jackson 癫痫。抽动后的肢体可遗留短暂的无力，称为 Todd 瘫痪。

2.感觉性发作

表现为局限于口角、手指、足等部位的发作性感觉异常，如麻木，刺痛等。特殊性感觉发作如视觉性、听觉性、嗅觉性、眩晕性发作，常是复杂部分性发作和全面性强直-阵挛发作的先兆和早期症状。

3.精神性发作

表现为各种类型遗忘症、精神异常、错觉等。

4.自主神经发作

表现为自主神经功能障碍，如皮肤发红、苍白、出汗、心悸、肠鸣、腹痛、大小便失禁等。

（三）复杂部分性发作

复杂部分性发作主要特征是在意识障碍为背景的基础上，出现错觉、幻觉等精神症状以及自动症等，如不自主起立徘徊、吞咽、咀嚼、脱衣、解扣、外出远行、乘坐车船等。发作一般持续数分钟至半小时，甚至长达数小时至数天，事后神志清醒后对其行为不能记忆。俗称为精神运动性发作。

四、实验室和辅助检查

（一）脑电图

脑电图对诊断本病有重要帮助，但必须结合临床发作才能做出诊断。结合多种诱发方法或 24 小时脑电监测来提高脑电图检查出异常发电的电位活动。患者间歇期检查出现正常脑电图不能除外本病。

（二）CT 或 MRI、动脉血管造影

CT 或 MRI、动脉血管造影有助于发现大部分致病原因和致痫灶。

五、诊断和鉴别诊断

（一）诊断

根据目睹、发作者提供的有关发作详细病史，结合脑电图检查，诊断并不难。其主要依据为：①突然性、间歇性发作，伴意识障碍、全身或局限性抽搐。②发作不分场合，可有自伤，尿失禁，瞳孔散大，对光反射消失。③CT 或 MRI 可明确继发性癫痫病因。

（二）鉴别诊断

1.癔症

需与强直-阵挛发作鉴别，其鉴别点为：①常在有人在场及情感刺激后发作。②发作时间较长，常达数十分钟至数小时。③发作形式无规律，瞳孔、角膜反射无改变。④无尿失

禁，无舌咬伤等。

2.昏厥

昏厥需与失神发作鉴别，其鉴别点为：①昏厥多有情感刺激或疼痛刺激史。②多在脱水、出血、持久站立、排尿、咳嗽时发生。③发作时脸色苍白、眼前发黑、出冷汗，且意识和体力恢复较慢。

六、治疗和预防

癫痫是一种慢性疾病，医护人员和患者家属要鼓励患者树立正确的疾病观，消除自卑感。患者要有良好的生活规律和饮食习惯，避免酒、烟、过劳、便秘和睡眠不足。社会和家庭应鼓励患者从事合适的、安全的工作或脑力、体力劳动，以利疾病和精神的康复，危险性的工作和活动（如驾车、游泳、炉旁和高空作业等）应予避免。

（一）病因治疗

病因治疗如脑瘤或血管畸形的手术。这是根治继发性癫痫的有效办法。

（二）对症治疗

1.抗癫痫药物的使用

若诊断成立，或每年发作1次以上，可进行药物治疗。

2.根据癫痫发作类型选择药物

全身性强直-阵挛发作选用卡马西平、苯妥英钠、苯巴比妥、丙戊酸钠；部分性发作，选用卡马西平或苯妥英钠、苯巴比妥；失神发作（小发作），选用丙戊酸钠，乙琥胺仅用于单纯失神发作。复杂部分性发作选用卡马西平、苯妥英钠、扑米酮。

新药：托吡酯用于全面强直-阵挛发作、婴儿痉挛症。加巴喷丁用于部分性发作和全面强直-阵挛发作的辅助药。拉莫三嗪用于部分性发作、全面强直-阵挛发作、失神发作和肌阵挛发作的辅助药。

3.尽可能应用单药治疗

对新发癫痫患者，原则上只用一种抗痫药。

4.剂量与合并用药

药物剂量原则上是从小剂量开始，逐渐增至治疗剂量，当一种药物效果不满意，或是为了拮抗第二种药物的不良反应时，可合并使用第一种药物。在撤换和增加药物时，必须在3～4天递减要撤换的药物，同时递增新用的第二种药物，突然停药可诱发癫痫持续状态。

5.随访

定期随访可了解药物疗效，并可按照血液药物浓度监测的结果来指导剂量调整，同时根据有无不良反应及时进行减量、停药或更换。

6.治疗终止

全身性强直-阵挛发作和部分运动性发作，在完全控制5年后，考虑停药；失神发作完全控制后2年停药。

（三）发作时的防护

发作时要防止跌伤、骨折、舌咬伤等，保护呼吸道通畅，在意识恢复期间，避免自伤或伤人。

（四）癫痫持续状态的治疗

（1）迅速控制抽搐，可用地西泮或异戊巴比妥钠静脉注射，并可用10%水合氯醛保留灌肠。

（2）抽搐停止后给予苯巴比妥钠肌内注射。

（3）保持呼吸道通畅，防治肺部感染，保持水、电解质平衡。

七、预后

癫痫是可治性疾病，大多数患者预后较好。但不同类型癫痫预后差异很大，可自发缓解、治疗后痊愈、长期服药控制或发展为难治性癫痫等。特发性癫痫自行缓解率较高；绝大部分症状或隐源性癫痫患者需药物或其他方式治疗，部分患者需终生服药。典型失神发作在各型癫痫中预后最好，儿童期失神癫痫药物治疗2年可望停止发作，青年期时期癫痫易发展为全面性发作，需要更长时间治疗；外伤性癫痫预后相对较好，器质性脑损伤或有神经系统体征的大发作预后差，病程较长、发作频繁、伴精神症状者预后差，肌阵挛性癫病伴脑部病变者常难以控制。近年来长期追踪结果显示 67%～75%的患者可完全控制发作，其中约半数患者治疗一段时间后可停药。早期、合理的治疗有助于改善预后和预防发生难治性癫痫。

第五节　急性脊髓炎

急性脊髓炎是指各种感染后引起自身免疫反应所致的急性横贯性脊髓性病变，又称急性横贯性脊髓炎，是临床最常见的一种脊髓炎，以病损平面以下肢体瘫痪、传导束性感觉障碍和尿便障碍为特征。

一、病因和发病机制

本病病因不明，包括不同的临床综合征，如感染后脊髓炎和疫苗接种后脊髓炎、脱髓鞘性脊髓炎（急性多发性硬化）、坏死性脊髓炎和副肿瘤性脊髓炎等。多数患者在出现脊髓症状 1～4 周有发热、上呼吸道感染、腹泻等病毒感染症状，但其脑脊液未检出病毒抗体，脊髓和脑脊液中未分离出病毒，可能与病毒感染后自身免疫反应有关，并非直接感染所致，为非感染性炎症性脊髓炎。

二、临床表现

患者多见于青壮年。病前 1～2 周可有上呼吸道感染、消化道感染症状或疫苗接种史。外伤、劳累、受凉等为发病诱因。急性发病，起病后有低热，病变部位神经根痛，肢体麻木无力节段束带感；亦有患者无任何其他症状，而突然发生瘫痪。大多在数小时或数天内出现受累平面以下运动障碍、感觉缺失及膀胱、直肠括约肌功能障碍。

受损平面以下的肢体瘫痪。急性期常表现为肌张力降低，腱反射减弱或消失，无病理反射，称为脊髓休克。此期持续 2～4 周，若发生并发症，则可以延长。以后瘫痪肢体转为肌张力增高，腱反射亢进，出现病理反射。病变平面以下的深浅感觉减退或消失，在感觉障碍平面的上缘可有束带状感觉过敏区。自主神经功能受损以膀胱直肠括约肌功能障碍为主，早期尿潴留，大便排出困难。

在颈段脊髓受累时出现四肢瘫。个别患者病后脊髓损害平面逐渐上升，波及颈段和延髓，出现四肢瘫、吞咽困难，构音不清，呼吸肌麻痹，很快死亡，称为上升性脊髓炎。

若无压疮、泌尿系感染等并发症，治疗后病情在 3～6 个月可基本好转。仅少数患者可留有不同程度肢体无力或瘫痪、大小便障碍和感觉障碍。

三、并发症

（一）泌尿系感染

患者因括约肌功能障碍出现尿潴留，导尿后易发生泌尿系感染。可先加压按摩下腹部，无效时才可考虑导尿，可减少泌尿系感染的发生。

（二）压疮

患者瘫痪肢体长期卧床和自主神经功能障碍致皮肤血运和营养不良，若不勤翻身易发生压疮。并有继发全身严重感染的危险。

四、实验室和辅助检查

（一）脑脊液检查

压颈实验通畅，少数病例脊髓水肿严重可有不完全梗阻。脑脊液压力正常，外观无色透明，细胞数和蛋白质含量正常或轻度增高，糖、氯化物正常。脑脊液白细胞和蛋白可轻微增高。细胞中以淋巴细胞增多为主。

（二）MRI

MRI 能早期区别脊髓病变的性质、范围，是确诊急性脊髓炎最可靠的措施，有条件者可采用。脊髓 MRI 示病变部位脊髓增粗和（或）有异常信号。

五、诊断和鉴别诊断

（一）诊断

根据病前有感染或疫苗接种史，急性起病出现截瘫、传导束型感觉障碍和以膀胱直肠括约肌功能障碍为主的自主神经受累表现，结合脑脊液检查的特点，一般可以诊断。

（二）鉴别诊断

1.视神经脊髓炎

视神经脊髓炎为多发性硬化的一种特殊类型，除有横贯性脊髓炎表现外，常有视力下降等视神经炎的表现和视觉诱发电位的异常。病情常有缓解及复发，且可相继出现其他多灶性损害的症状和体征，如复视、眼震、共济失调等。

2.急性硬脊膜外脓肿

急性起病，常有躯体其他部位的化脓性病灶，有明显的发热和全身中毒症状。病灶相应区脊柱剧烈疼痛及叩痛。椎管阻塞，脑脊液蛋白质含量显著增高。MRI 检查有助于诊断。

3.脊柱结核及转移性肿瘤

脊柱结核常有全身结核中毒症状，X 线检查可见椎体破坏或椎旁寒性脓肿。转移性肿瘤常有原发性肿瘤病灶，疼痛剧烈，椎体有破坏，但无寒性脓肿。

4.脊髓出血

脊髓出血多为脊髓血管畸形引起，起病急骤，背痛剧烈，神经根牵拉症状明显。脑脊液为血性，脊髓 CT 可见高密度影，脊髓 DSA 可发现血管畸形。

六、治疗

急性脊髓炎应早期诊断，早期治疗，精心护理，早期康复训练对预后也十分重要。

（一）药物治疗

1.皮质类固醇激素

急性期，可采用大剂量甲泼尼龙短程冲击疗程，500～1000mg 静脉滴注，每天 1 次，连用 3～5 天，有可能控制病情进展，也可用地塞米松 10～20mg 静脉滴注，每天 1 次，10～20 天为 1 个疗程。使用上述药物后改用泼尼松口服，每天剂量 40～60mg，维持 4～6 周逐渐减量停药。

2.大剂量免疫球蛋白

成人用量 0.4g/（kg·d），静脉滴注，每天 1 次，连用 3～5 天为 1 个疗程。

3.B 族维生素

B 族维生素有助于神经功能的恢复。常用维生素 B1、B6、B12 及维生素 C 等。

4.抗生素

根据病原学检查和药敏试验结果选用抗生素，及时治疗呼吸道和泌尿系统感染，以免加重患者病情。

5.其他

在急性期可选用血管扩张药，如烟酸、尼莫地平。神经营养药，如三磷酸腺苷、胞二磷胆碱等。双下肢痉挛者可服用巴氯芬 5～10mg，每天 2～3 次。

（二）康复治疗

早期应将瘫痪肢体保持功能位，防止肢体、关节痉挛和关节挛缩，促进肌力恢复，并进行被动、主动锻炼和局部肢体按摩。

七、预后

预后取决于急性脊髓损害程度、病变范围及并发症情况。如无严重并发症，多于 3～6 个月基本恢复，生活自理。完全性截瘫 6 个月后肌电图仍为失神经改变、MRI 显示髓内广泛信号改变、病变范围累及脊髓节段多且弥漫者预后不良。合并泌尿系统感染、压疮、肺部感染常影响恢复，遗留后遗症。急性上升脊髓炎和高颈段脊髓炎预后差，短期内可死于呼吸循环衰竭。

第三章　消化系统疾病

第一节　胃炎

胃炎（gastritis）指的是各种病因引起的胃黏膜炎症，按临床发病的缓急可分为急性和慢性两大类。也有其他特殊类型胃炎。

一、急性胃炎

急性胃炎（acute gastritis）指各种原因引起的急性胃黏膜炎症，主要病变为胃黏膜充血、水肿、出血、糜烂（可伴有浅表溃疡）等。病变组织学特征为胃黏膜固有层见到以中性粒细胞为主的炎症细胞浸润。

（一）病因

急性胃炎是由多种病因引起的急性胃黏膜炎症。目前已知病因有：①由细菌、病毒引起的感染。②药物。③急性应激。④乙醇。⑤变质、粗糙和刺激性食物。⑥腐蚀性物质。⑦十二指肠液反流。⑧缺血。⑨放射性损伤。⑩机械性创伤等。

（二）临床表现

多数为急性起病，症状轻重不一，部分患者症状不明显。有症状者主要表现为上腹饱胀不适、恶心、呕吐和食欲缺乏等。少数患者呕吐物中带血丝或呈咖啡色，粪便发黑，说明胃黏膜有出血情况。体格检查上腹部可出现压痛。

（三）诊断

急性胃炎患者根据病因（或诱因）、临床表现一般可作出临床诊断，确诊则有赖于急诊胃镜检查，一般应在出血后 24～48 小时进行。胃镜表现为以弥漫分布的充血、水肿、多发性糜烂、出血灶和浅表溃疡为特征的急性胃黏膜病变。黏膜活检组织学改变为急性炎症。

腐蚀性胃炎急性期，禁忌行胃镜检查，静止期可见瘢痕形成和胃变形。

（四）治疗

1.对症治疗、去除病因

由药物引起的病变应立即停药。避免服用对胃有刺激的食物及药物。解痉止痛药物可缓解疼痛。若为细菌感染所致，应给予抗感染治疗。

2.给予制酸药抑制胃酸分泌

制酸药如 H2 受体阻滞剂或质子泵抑制剂等可降低胃内酸度，减少胃黏膜损伤。

3.给予胃黏膜保护药

胃黏膜保护药如硫糖铝等加强胃黏膜的防御机制。

4.合理饮食

饮食应定时、规律，给予少渣、温热、半流质饮食，减少食物对胃黏膜的刺激，减轻胃负担。

5.其他治疗

对上消化道大出血者应补充血容量、纠正休克，可采取冰生理盐水 100～200mL 加去甲肾上腺素 8～16mg 口服或经胃管、胃镜喷洒等止血措施。

（五）预防

（1）生活要有规律，保持良好的心理状态，不要过悲、过喜，合理饮食，避免暴饮暴食，避免食用油腻、粗糙、刺激性食物及浓茶，戒烟、酒。

（2）患病后及时就诊，并发上消化道大出血者，应采取综合措施进行抢救。

二、慢性胃炎

慢性胃炎（chronic gastritis）是指不同病因引起的胃黏膜慢性炎性或萎缩性病变。本病十分常见，占接受胃镜检查的 80%～90%，男性多于女性，随年龄增长发病率逐渐增高。根据发病部位可分为胃体胃炎和胃窦炎，根据病理改变可分为非萎缩性（浅表性）、萎缩性和特殊类型三大类。

（一）病因和发病机制

1.生物因素

幽门螺杆菌（Helicobacter pylori，Hp）感染是慢性胃炎的主要病因，90%以上的慢性胃炎有 Hp 感染。Hp 为革兰阴性微需氧菌，一端带有 2～6 根鞭毛，仅寄居于胃上皮细胞表面，在胃小凹上部胃上皮表面和黏液层中最易找到，亦可侵入到细胞间隙中，其致病机制与以下因素有关：①Hp 产生多种酶如尿素酶及其代谢产物如氨、过氧化氢酶、蛋白溶解酶、磷脂酶 A 等，对黏膜产生破坏作用。②Hp 分泌的细胞毒素可导致胃黏膜细胞的空泡样变性及坏死。③Hp 抗体可造成胃黏膜自身免疫性损伤。

2.免疫因素

免疫因素是部分慢性胃炎的病因，以胃体胃炎表现为主，患者血清中能检测到壁细胞抗体（PCA），伴有恶性贫血者还能检出内因子抗体（IFA）。壁细胞抗原和 PCA 形成的免疫复合体在补体参与下，破坏壁细胞。IFA 与内因子结合后阻断维生素 B2 与内因子结合并影响维生素 B2 的吸收，导致恶性贫血。

3.物理因素

长期饮浓茶、烈酒、咖啡，过热、过冷、过于粗糙的食物可导致胃黏膜的反复损伤。

4.化学因素

长期大量服用非甾体消炎药如阿司匹林、吲哚美辛等可抑制胃黏膜前列腺素的合成，破坏胃黏膜屏障；烟草中的尼古丁不仅影响胃黏膜的血液循环，还可导致幽门括约肌功能紊乱，造成胆汁反流；各种原因的胆汁反流均可破坏黏膜屏障造成胃黏膜的慢性炎症改变。

5.其他

慢性胃炎萎缩性病变的发生率随年龄而增加，胃黏膜营养因子缺乏或胃黏膜感觉神经末梢对这些因子不敏感，可引起胃黏膜萎缩。心力衰竭、肝硬化合并门脉高压、营养不良都可引起慢性胃炎。糖尿病、甲状腺病、慢性肾上腺皮质功能减退和干燥综合征患者同时伴有萎缩性胃炎者亦较多见。

（二）临床表现

慢性胃炎进展缓慢，常反复发作，缺乏特异表现。部分患者可无任何症状，多数患者表现为上腹饱胀不适或隐痛、嗳气、反酸、恶心、食欲缺乏等消化不良症状。体征不明显。自身免疫性胃炎患者可伴有舌炎和贫血。

（三）实验室和辅助检查

1.胃镜及活组织检查

胃镜检查同时取活组织做病理学检查是诊断慢性胃炎最可靠的方法。慢性浅表性胃炎多为弥漫性，可见红斑（点、片状或条状）、黏膜粗糙不平，出血点、斑；慢性萎缩性胃炎可见黏膜呈颗粒状、黏膜血管显露、色泽灰暗、皱襞变小。

2.胃液

浅表性胃炎胃酸多正常，严重的萎缩性胃炎胃酸降低。

3.幽门螺杆菌检测

幽门螺杆菌检测可呈阳性。

4.血清学检测

胃体为主的慢性胃炎或萎缩性胃炎患者中血清胃泌素水平常升高，这是胃酸缺乏不能抑制 G 细胞分泌之故。若病变严重，不但胃酸和胃蛋白酶原分泌减少，内因子分泌也减少，因而影响维生素 B1 吸收；慢性胃窦胃炎时血清胃泌素下降，下降程度随 G 细胞破坏程度而定；免疫因素引起的慢性胃炎血清中可出现壁细胞抗体（阳性率 75%以上）、内因子抗体或胃泌素抗体。

（四）诊断和鉴别诊断

慢性胃炎确诊必须依靠胃镜检查及胃黏膜活组织病理学检查。幽门螺杆菌检测有助于病因诊断。怀疑自身免疫性胃炎者应检测壁细胞抗体及血清胃泌素等。通过胃镜检查可明确慢性胃炎的诊断，同时对胃癌、消化性溃疡等疾病也可以排除。需要注意的是，消化不良症状并不一定由慢性胃炎引起，当按慢性胃炎处理后症状改善不明显时，需要考虑其他疾病如胆囊疾病、胰腺疾病等，可通过 B 超检查、生化检查等排除。

1.消除和避免引起胃炎的有害因素

消除和避免引起胃炎的有害因素如戒除烟酒、避免服用对胃有刺激性的食物及药物等。

2.根除幽门螺杆菌

根除幽门螺杆菌适用于下列幽门螺杆菌感染的慢性胃炎患者：①伴有胃黏膜糜烂、萎缩及肠化生、异型增生。②有胃癌家族史。③伴糜烂性十二指肠炎。④消化不良症状经常规治疗疗效差者。对其他患者则可视具体情况而定。具体方案见消化性溃疡章节。

3.胃黏膜保护药

胃黏膜保护药可缓解症状，同时可修复胃黏膜上皮，促进炎症的消退。

4.对症治疗

有上腹痛、反酸、胃黏膜有糜烂时可用抗酸或抑酸制剂，减轻 $H+$ 反弥散，有利于胃黏膜修复。当上腹胀满、胃排空差或有反流时，可用增加胃肠动力药，如多潘立酮等。缺铁性贫血可补充铁剂，有恶性贫血者需终生用维生素 B12 注射治疗。

（五）预防

预防慢性胃炎应遵循下面几个原则。

1.保持精神愉快

精神抑郁或过度紧张和疲劳，容易造成幽门括约肌功能紊乱，胆汁反流而发生慢性胃炎。

2.戒烟忌酒

烟草中的有害成分能促使胃酸分泌增加，对胃黏膜产生有害的刺激作用，过量吸烟会引起胆汁反流。过量饮酒或长期饮用烈性酒能使胃黏膜充血、水肿，甚至糜烂，慢性胃炎患者应戒烟忌酒。

3.慎用、忌用对胃黏膜有损伤的药物

阿司匹林等药物长期滥用会使胃黏膜受到损伤，从而引起慢性胃炎及溃疡，应在医师的指导下使用。

4.积极治疗口咽部感染灶

勿将痰液、鼻涕等带菌分泌物吞咽入胃中，导致慢性胃炎。

5.合理饮食

应尽量避免过酸、过辣等刺激性食物及生冷不易消化的食物，饮食时要细嚼慢咽，使食物充分与唾液混合，有利于消化和减少对胃部的刺激。饮食宜按时定量、营养丰富。忌服浓茶、浓咖啡等刺激性的饮料。

第二节　消化性溃疡

消化性溃疡主要指发生在胃和十二指肠的慢性溃疡，即胃溃疡（gastric ulcer，GU）和十二指肠溃疡（duodenal ulcer，DU），因溃疡形成与胃酸/胃蛋白酶的消化作用有关而得名。消化性溃疡为常见病与多发病，男性多于女性，十二指肠溃疡好发于青壮年，胃溃疡多见于中老年，冬春季节好发。我国南方患病率高于北方，城市高于农村。

一、病因和发病机制

消化性溃疡的发病机制较为复杂，至今尚未完全明了，比较明确的病因为幽门螺杆菌感染、服用非甾体抗炎药以及胃酸分泌过多。概括说来，本病是胃、十二指肠局部黏膜损害因素（致溃疡因素）和黏膜保护因素（黏膜抵抗因素）之间失去平衡所导致，即损害因素增强和（或）保护因素削弱，或两种因素都有之。CU 和 DU 发病机制不完全相同，GU 主要是防御/修复因素减弱，DU 主要是侵袭因素增强所致。

（一）幽门螺杆菌感染

大量研究已证明，Hp 感染是引起消化性溃疡的主要病因。DU 和 GU 的感染率分别为90%以上和80%以上。Hp 感染是慢性胃窦炎的主要病因，而慢性胃窦炎与消化性溃疡密切相关。几乎所有 DU 均有 Hp 的慢性胃窦炎存在，而大多数 GU 是在慢性胃窦炎的基础上发生。Hp 感染根治后能防止其复发是最有力的证据。

（二）胃酸-胃蛋白酶的消化作用

溃疡只发生于与胃酸相接触的黏膜，抑制胃酸分泌可使溃疡愈合，说明了胃酸的致病作用。缺乏胃酸一般不会患消化性溃疡。

（三）非甾体抗炎药（NSAID）

某些药物可引起胃十二指肠黏膜损害，其中以 NSAID 最为明显。在酸性环境下，消炎药如阿司匹林以原物溶解于胃酸。阿司匹林原物是脂溶性的。故能穿透上皮细胞膜破坏黏膜屏障。被吸收的阿司匹林又能抑制环氧合酶活性而干扰胃十二指肠黏膜内的前列腺素合成，使黏膜细胞失去正常的前列腺素保护作用。

（四）其他因素

1.遗传因素

现一致认为，消化性溃疡的发生具有遗传倾向，而且证明胃溃疡和十二指肠溃疡病系单独遗传，互不相干。胃溃疡患者的家族中，胃溃疡的发病率较正常人高 3 倍；而在十二指肠溃疡患者的家族中，较多发生的是十二指肠溃疡而非胃溃疡。

2.生活因素

吸烟可刺激胃酸分泌增加，吸烟可引起血管收缩，并抑制胰液和胆汁的分泌而减弱其在十二指肠内中和胃酸的能力，导致十二指肠持续酸化；烟草中烟碱可使幽门括约肌张力减低，影响其关闭功能而导致胆汁反流，破坏胃黏膜屏障。食物对胃黏膜可引起机械性和理化性损害作用。暴饮暴食或不规则进食可能破坏胃分泌的节律性。据临床观察，咖啡、浓茶、烈酒、辛辣调料、泡菜等食品，以及偏食、饮食过快、饮食太烫或太冷、暴饮暴食等不良饮食习惯，均可能是本病发生的有关因素。

3.精神因素

消化性溃疡属于典型的心身疾病范畴之一。精神因素及心理因素可影响胃液分泌，如愤怒使胃液分泌增加，抑郁则使胃液分泌减少。丧偶、婚姻和事业失败等因素所造成的心理影响，可能引起应激性溃疡，或促发消化性溃疡急性穿孔。

二、病理

DU 多发生在球部，前壁较常见；GU 多在胃角和胃窦小弯。溃疡一般为单个，也可多个，呈圆形或椭圆形。DU 直径多小于 10mm，GU 要比 DU 稍大。也可见到直径大于 2cm 的巨大溃疡。溃疡边缘光整、底部洁净，由肉芽组织构成，上面覆盖有灰白色或灰黄色纤维渗出物。活动性溃疡周围黏膜常有炎症水肿。溃疡浅者累及黏膜肌层，深者达肌层甚至浆膜层，溃破血管时引起出血，穿破浆膜层时引起穿孔。溃疡愈合时周围黏膜炎症、水肿消退，边缘上皮细胞增生覆盖溃疡面（黏膜重建），其下的肉芽组织纤维转化，变为瘢痕。

三、临床表现

（一）症状

上腹痛是消化性溃疡的主要症状，多数消化性溃疡患者具有典型的临床表现。但部分患者症状轻或无症状，而以出血、穿孔等并发症为首发症状。

1.慢性过程

病程呈慢性，可达数年至数十年。

2.周期性发作

发作与缓解相交替，发作常有季节性，多在秋冬或冬春之交发病，可因情绪不良或过劳而诱发。

3.发作时上腹痛呈节律性

DU 表现为饥饿痛，疼痛在两餐之间发生，持续至下餐进食后缓解；GU 表现为餐后约 1 小时发生，经 1~2 小时后逐渐缓解，至下餐进食后再重复上述节律。DU 患者还会发生夜间痛。上腹痛常可在服用抗酸药后缓解。

（二）体征

溃疡活动期上腹部可有局限性压痛，缓解期无明显体征。

（三）特殊类型溃疡的临床表现

1.球后溃疡

DU 一般发生在距幽门 2～3cm，少数可在 3cm 以外，称为球后溃疡。常发生在十二指肠乳头近端的后壁。症状如球部溃疡，且症状较严重而持续，夜间痛常见，易出血（60%）。内科治疗效果差。X 线和胃镜检查易漏诊。

2.幽门管溃疡

幽门管溃疡好发于 50～60 岁，少见。其临床特点是：餐后很快发生疼痛，病情一般进展快。缺乏溃疡病的典型的上腹节律性疼痛，早期出现呕吐，易并发幽门梗阻、出血和穿孔，内科治疗效果差。

3.复合性溃疡

胃和十二指肠同时发生的溃疡称为复合性溃疡。易并发出血、穿孔。症状较重，病程较长。

4.巨大溃疡

巨大溃疡指直径大于 2cm 的溃疡。巨大 GU 常发生于后壁，易发展为穿透性，疼痛多放射至背部，可并发出血。患者常有服 NSAID 的病史。巨大 DU 症状比较顽固，治疗效果差。钡餐检查可误认为憩室，但胃镜易做出诊断。

四、并发症

（一）上消化道出血

消化性溃疡最常见的并发症，也是上消化道大出血最常见的病因。消化性溃疡出血的临床表现取决于出血的部位、速度和出血量。如十二指肠后壁溃疡，常可穿透至毗邻的胰十二指肠动脉而致异常迅猛的大量出血；前壁较少发生大量出血。消化性溃疡出血速度快而量多者，表现为呕血及黑便；出血量少，仅表现为黑便。消化性溃疡并发出血前，上腹疼痛加重并失去节律性，出血后则减轻，腹痛可随之缓解。对临床表现不典型者，应与其他上消化道出血的原因进行鉴别诊断，应争取在出血后 24～48 小时进行急诊内镜检查。并行内镜下止血治疗。

（二）穿孔

溃疡穿透浆膜层则并发穿孔。溃疡穿孔临床上可分为急性、亚急性和慢性三种类型，以第一种最为常见。急性穿孔的溃疡常位于十二指肠前壁或胃前壁，发生穿孔后临床上突然出现剧烈腹痛。腹痛常起始于右上腹或中上腹，持续而较快蔓延至全腹。也可放射至肩部（大多为右侧）。因腹痛剧烈而卧床，两腿卷曲而不愿移动。体检腹肌强直呈板状，有压痛和反跳痛。腹部 X 线透视膈下有游离气体，无膈下游离气体并不能排除穿孔存在。

（三）幽门梗阻

幽门梗阻主要是由 DU 或幽门管溃疡引起。溃疡急性发作时可因炎症水肿和幽门部痉挛而引起暂时性梗阻，可随炎症的好转而缓解；慢性梗阻主要由于瘢痕收缩而呈持久性。幽门梗阻时胃内容物排空受阻，上腹胀满不适，疼痛于餐后加重，并有恶心、呕吐，大量呕吐后症状可以缓解，呕吐物含发酵酸性宿食。严重呕吐可致失水和低钾低氯性碱中毒。常发生营养不良和体重减轻。空腹时上腹部饱胀和逆蠕动的胃型以及上腹部振水音，是幽门梗阻的特征性体征。

（四）癌变

少数（1%以下）GU 可发生癌变，癌变发生于溃疡边缘。一般发生在有长期慢性 GU 病史、年龄在 45 岁以上、溃疡顽固不愈的患者。对中年以上、有长期胃溃疡病史、经久不愈、近来疼痛节律性消失、食欲减退、体重明显减轻和粪便隐血试验持续阳性的患者，更应及时做内镜检查，并多取可疑部位的组织活检，以除外癌变。

五、实验室和辅助检查

（一）胃镜检查及胃黏膜活组织检查

胃镜检查及胃黏膜活组织检查是确诊消化性溃疡的首选方法。胃镜检查不仅可对胃十二指肠黏膜直接观察，还可直视下取活组织做病理学检查及幽门螺杆菌检测，对诊断及鉴别诊断的准确性高。内镜下消化性溃疡多呈圆形或椭圆形，也有呈线形，边缘光整，底部覆有灰黄色或灰白色渗出物，周围黏膜可有充血、水肿，愈合期可见再生上皮及皱襞向溃疡集中。

（二）X 线钡餐检查

X 线钡餐检查适用于胃镜检查有禁忌或不接受胃镜检查者。溃疡的 X 线征象有直接和间接两种：龛影为直接征象，对溃疡有确诊价值；局部压痛、十二指肠球部激惹和球部变形、胃大弯侧痉挛性切迹均为间接征象，提示有溃疡的可能。

（三）幽门螺杆菌检测

幽门螺杆菌检测应列为消化性溃疡诊断的常规检查项目，因为有无幽门螺杆菌感染决定治疗方案的选择。检测方法分为侵入性和非侵入性两大类。前者需通过胃镜检查取胃黏膜活组织进行检测，主要包括快速尿素酶试验、组织学检查和幽门螺杆菌培养；后者主要有 13C 或 14C 尿素呼气试验、粪便幽门螺杆菌抗原检测及血清学检查（定性检测血清抗幽门螺杆菌 IgG 抗体）。

快速尿素酶试验为侵入性检测方法。将胃黏膜活检组织投入加指示剂酚红的尿素液中，若胃黏膜有幽门螺杆菌存在，则其分泌的尿素酶分解尿素，产生 NH3，后者呈碱性使酚红变成红色，此法简单，阳性则初步判定胃黏膜中有幽门螺杆菌。与胃黏膜组织染色结合，可提高诊断准确率。幽门螺杆菌培养技术要求高，主要用于科研。13C 或 14C 尿素呼气试验检测幽门螺杆菌敏感性及特异性高而无须胃镜检查，可作为根除治疗后复查的首选方法。

（四）便潜血试验

阳性提示有活动性溃疡。如胃溃疡患者便潜血试验持续阳性，提示有癌变可能。

（五）胃液分析和血清胃泌素测定

一般仅在疑有胃泌素瘤时做鉴别诊断之用。

六、诊断和鉴别诊断

（一）诊断

慢性病程、周期性发作的节律性上腹疼痛是诊断消化性溃疡的重要线索，确诊有赖胃镜检查。X 线钡餐检查发现龛影亦有确诊价值。

（二）鉴别诊断

应与其他有上腹痛症状的疾病如慢性肝、胆、胰疾病，慢性胃炎，胃癌，功能性消化不良等鉴别。胃镜检查可确定有无胃、十二指肠溃疡存在。

胃溃疡应注意与胃癌鉴别，其要点如下：溃疡型早期胃癌，必须直视下取活组织检查。胃癌如属进展期，内镜下与胃溃疡鉴别一般困难不大，恶性溃疡的内镜特点为：①溃疡不规则，较大。②底凹凸不平、苔污秽。③边缘呈结节状隆起。④周围皱襞中断。⑤胃壁僵硬，蠕动减弱。活组织检查可以确诊。有以上内镜特点，但一次活检阴性者，必须在短期内复查胃镜进行再次活检，对初诊为胃溃疡者，必须在完成正规治疗的疗程后进行胃镜复查并重复活检。

七、治疗

（一）内科治疗

治疗的目的是消除病因、缓解症状、促进溃疡愈合、防止复发和避免并发症。

1.一般治疗

避免过度疲劳和精神紧张。合理饮食，定时进餐，少食多餐，细嚼慢咽，避免过饥过饱。忌食机械和化学刺激性强的食物如生、冷、硬的蔬菜、水果以及产气性的食物如韭菜、玉米、干果等。戒烟、酒。尽可能停用 NSAID。

2.药物治疗

缓解症状和促进溃疡愈合作用的药物可分为抑制胃酸分泌和保护胃黏膜两大类药物，根除幽门螺杆菌是彻底治愈溃疡病的关键。

（1）抑制胃酸药物：溃疡的愈合与抑酸治疗的强度和时间成正比。可减少胃酸分泌，迅速缓解疼痛。H2 受体阻滞剂（H2RA）抑制基础胃酸分泌量和五肽胃泌素刺激的最大胃酸分泌量，后一作用不如质子泵抑制剂（PPI）充分。PPI 作用于壁细胞胃酸分泌终末步骤中的关键酶 H^+-K^+ATP 酶，使其不可逆失活，因此抑酸作用比 H2RA 更强且作用持久。与 H2RA 相比，PPI 促进溃疡愈合的速度较快、溃疡愈合率较高。DU 患者总疗程一般为 PPI 2～4 周或 H2RA 4～6 周，GU 患者总疗程为 PPI 4～6 周或 H2RA 6～8 周。

（2）保护胃黏膜药物：铝制剂主要黏附在溃疡面上阻止胃酸/胃蛋白酶的侵蚀、促进内源性前列腺素合成和刺激表皮生长因子分泌。全身不良反应少，但便秘常见。铋制剂除具有上述作用外，还有抑制幽门螺杆菌作用。短期服用除舌苔发黑外很少有不良反应，长期服用可能发生铋在体内过量积蓄，故不宜长期服用（DU 患者 4～6 周，GU 患者 6～8 周）。

（3）根除幽门螺杆菌治疗：对幽门螺杆菌感染引起的消化性溃疡，根除治疗后可促进溃疡愈合，预防溃疡复发，从而彻底治愈溃疡。因此，凡有幽门螺杆菌感染的消化性溃疡，无论初发或复发、活动或静止、有无并发症，均应予以根除幽门螺杆菌治疗。目前推荐以 PPI 或胶体铋为基础加上两种抗生素的三联治疗方案。治疗失败后的再治疗比较困难，可换用另外两种抗生素，或采用 PPI、胶体铋合用两种抗生素的四联疗法。对根除幽门螺杆菌治疗，PPI 与抗生素的协同作用较 H2RA 好。

3.并发症治疗

（1）上消化道大出血：①有休克者，密切观察生命体征，补充血容量，纠正酸中毒。②局部止血药的使用，冰盐水中加入去甲肾上腺素或凝血酶灌胃。③全身用药，H2RA 或 PPI 抑制胃酸分泌；生长抑素可直接制止胃酸和胃泌素分泌，促进前列腺素合成，减少胃黏膜血流量。④内镜下止血是快速而有效的手段。

（2）急性穿孔：禁食并放置胃管抽吸胃内容物，防止腹腔继发感染。饱食后发生穿孔，常伴有弥漫性腹膜炎，需在 6～12 小时施行急诊手术。慢性穿孔进展较缓慢，穿孔毗邻脏器，可引起粘连和瘘管形成，必须外科手术。

（3）幽门梗阻：功能性或器质性幽门梗阻的初期，其治疗方法基本相同。其主要包括以下几个方面。①静脉输液，纠正水、电解质代谢紊乱和代谢性碱中毒；补充能量。②放置胃管，以解除胃潴留。③口服或注射 H2RA 和 PPI。④不全性梗阻可应用促进胃动力药，减少胃潴留。

（二）外科治疗

内科治疗无效时可采用外科手术治疗。其主要适应证有：①急性溃疡穿孔。②穿透性溃疡。③大量或反复出血，内科治疗无效者。④器质性幽门梗阻。⑤胃溃疡癌变或癌变不能除外者。⑥顽固性或难治性溃疡，如幽门管溃疡、球后溃疡多属此类。胃溃疡多采用胃大部切除术，尤其以毕Ⅰ式胃大部切除术为首选；十二指肠溃疡多采用毕Ⅱ式胃大部切除术、高选择性迷走神经切断术或选择性迷走神经切断加引流手术。

八、预防

（一）消化性溃疡的一级预防

消化性溃疡的一级预防就是消化性溃疡的病因预防（称根本性预防）。主要采取增进健康和特殊防护两方面措施。

1.增强机体抵抗力

进行有关消化性溃疡病方面的卫生知识教育，提高自我保健能力；建立良好的生活习惯；保持健康的心理状态，放宽心胸，正确对待心理冲突，不断增进适应能力；经常进行适度的体育锻炼。

2.戒除不良嗜好

戒除不良嗜好，如戒烟、戒酒，少饮浓茶、可乐及咖啡。

3.合理饮食

避免暴饮暴食，冷热适度，三餐规律，少食辛辣刺激性强的食物。

4.避免服用损害胃黏膜的药物

非甾体抗炎药（如阿司匹林、吲哚美辛、保泰松）等药物，对胃黏膜有刺激作用，可加重胃溃疡的病情，应尽量避免使用。如为治疗所必须，可饭后服用，同时服用胃黏膜保护剂或制酸剂。

5.消除幽门螺杆菌

要讲究卫生，尽量实行分餐，避免共用餐具、水杯、牙具等，如已有感染，需在医师的指导下用抗生素杀灭现存的幽门螺杆菌，并按照医师要求进行复查。

（二）消化性溃疡的二级预防

消化性溃疡的二级预防是指在消化性溃疡的临床前期（活动期）做好早期发现、早期诊断、早期治疗，防止或延缓消化性溃疡病的发展。随着内镜技术的不断发展，已能对消化性溃疡进行早期诊断与鉴别诊断。因此，消化性溃疡二级预防的重点是加强治疗，防止复发。本阶段的治疗和防止复发措施一般都采用内科治疗方法。

（三）消化性溃疡的三级预防

消化性溃疡的三级预防是对疾病进入后期阶段的预防措施，主要是对溃疡病患者采取控制、阻止或延缓并发症（大出血、梗阻、穿孔、癌变），其目的是减少痛苦，延长生命。

（四）预防消化性溃疡的复发

1.自我监护治疗

当消化性溃疡复发出现疼痛症状时，服用全量抗溃疡药物至疼痛消失后即停药。

2.间歇疗法

消化性溃疡复发时进行4～8周正规的抗溃疡治疗，或在有使溃疡复发的危险因素存在时服药。

3.维持疗法

溃疡愈合后，进行1～2年的维持治疗。有复发再正规抗溃疡治疗，无复发即停药。

第三节　溃疡性结肠炎

溃疡性结肠炎又称非特异性溃疡性结肠炎，是直肠和结肠慢性炎症性疾病。其病变主要局限于大肠黏膜与黏膜下层。临床表现有腹泻、黏液脓血便、腹痛和里急后重。病情轻重不等，多有活动期与缓解期而呈反复发作慢性过程。本病可发生在任何年龄，多见于20～40岁，亦可见于儿童或老年。男女发病无明显差别。目前病因尚未完全明确，多认为本病是多因素相互作用的结果，主要包括遗传、感染、环境和免疫因素等。

一、临床表现

起病多数缓慢，少数急性起病，偶见急性暴发起病。病程呈慢性经过，发作期与缓解期交替，少数症状持续并逐渐加重。部分患者在发作间歇期可因饮食不当、劳累、精神刺激、感染等诱因复发或加重症状。

（一）消化系统症状

消化系统主要表现为腹痛、腹泻与黏液脓血便。

1.腹泻与黏液脓血便

黏膜炎症使大肠黏膜对水钠吸收障碍以及结肠运动功能失常，粪便中的黏液脓血则为炎症渗出、黏膜糜烂及溃疡所致。黏液脓血便是本病活动期的重要表现。大便次数及便血的程度反映病情轻重，轻者每天排便2～4次或腹泻与便秘交替出现。便血轻或无；重者每天10次以上，脓血多，甚至大量便血。便质亦与病情轻重有关，多数为糊状，重者可致稀水样。病变限于直肠、乙状结肠患者，除可有便频、便血外，偶尔有便秘，这是病变引起直肠排空功能障碍所致。

2.腹痛

腹痛常为左下腹或下腹阵发性痉挛性绞痛，疼痛后可有便意，便后疼痛缓解，常有里急后重。轻型患者可无腹痛或仅有腹部不适。若并发中毒性巨结肠或炎症波及腹膜，有持续性剧烈腹痛。

3.其他症状

可有腹胀，严重者可有恶心、呕吐、食欲缺乏等临床表现。

（二）全身症状

1.贫血

常有轻度贫血，疾病急性暴发时因大量出血致严重贫血。

2.发热

中、重型患者活动期常有低热至中度发热，高热多提示并发症或见于急性暴发型。

3.营养不良

因肠道吸收障碍和消耗过多，常引起患者消瘦、贫血、低清蛋白血症等表现。幼年患者伴有生长迟缓表现。

（三）体征

轻型者或在缓解期可无阳性体征。重型左下腹或全腹部可有压痛，伴肠鸣音亢进，常触及如硬管状的降结肠或乙状结肠。若出现腹部膨隆，叩诊鼓音，触诊腹肌紧张和压痛，伴发热、脱水、心动过速与呕吐，应考虑中毒性巨结肠。若有腹肌紧张、反跳痛、肠鸣音减弱应注意肠穿孔等并发症。

（四）肠外表现

本病可伴有多种肠外表现，包括外周关节炎、结节性红斑、坏疽性脓皮病、巩膜外层炎、前葡萄膜炎、口腔复发性溃疡等，这些肠外表现在结肠炎控制或结肠切除后可以缓解或恢复；而骶髂关节炎、强直性脊柱炎、原发性硬化性胆管炎等，可与溃疡性结肠炎共存，但与溃疡性结肠炎本身的病情变化无关。

（五）临床分型

按本病的病程、程度、范围及病期进行综合分型。

1.临床类型

（1）初发型，指无既往史的首次发作。

（2）慢性复发型，临床上最多见，发作期与缓解期交替。

（3）慢性持续型，症状持续，间以症状加重的急性发作。

（4）急性暴发型，少见，急性起病，病情严重，全身毒血症状明显，可伴中毒性巨结肠、肠穿孔、败血症等并发症。上述各型可相互转化。

2.病情严重程度

（1）轻型：腹泻每天4次以下，便血轻或无，无发热、脉速，贫血无或轻，血沉正常。

（2）重型：腹泻频繁并有明显黏液脓血便，有发热、脉速等全身症状，血沉加快、血红蛋白下降。

（3）中间型：介于轻型与重型之间。

3.病变范围

按病变范围可分为直肠炎、直肠乙状结肠炎、左半结肠炎（结肠脾曲以下）、广泛性或全结肠炎（病变扩展至结肠脾曲以上或全结肠）。

4.病情分期

按病情分期分为活动期和缓解期。

二、实验室和辅助检查

（一）血液检查

血红蛋白在轻型病例多正常或轻度下降，中、重型病例有轻或中度下降，甚至重度下降。白细胞计数在活动期可有增高。血沉加快和 C 反应蛋白增高是活动期的标志。严重或病情持续病例可有血清蛋白下降。

（二）粪便检查

粪便检查常有黏液脓血便，显微镜检见红、白细胞与巨噬细胞，应反复检查排除溶组织阿米巴滋养体与包囊。常规培养以排除沙门菌属、痢疾杆菌、空肠弯曲菌，须厌氧培养除外难辨或产气荚膜梭菌肠炎。在血吸虫病流行区应大便孵化除外血吸虫病。

（三）结肠镜检查

结肠镜检查是本病诊断与鉴别诊断的最重要手段之一。应做全结肠及回肠末段检查，直接观察肠黏膜变化，取活组织检查，并确定病变范围。本病病变呈连续性、弥漫性分布，绝大部分从肛端直肠开始逆行向上扩展，内镜下所见重要改变有：①黏膜粗糙呈细颗粒状，弥漫性充血、水肿，血管纹理模糊，质脆、出血，可附有脓性分泌物。②病变明显处见弥漫性糜烂或多发性浅溃疡。③慢性病变见假息肉及桥状黏膜，结肠袋往往变钝或消失。结肠镜下黏膜活检组织学见弥漫性炎症细胞浸润，活动期表现为表面糜烂、溃疡、隐窝炎、隐窝脓肿；慢性期表现为隐窝结构紊乱、杯状细胞减少。有中毒巨结肠、可疑肠穿孔者禁用结肠镜检查。

（四）影像学检查

早期钡剂灌肠检查可见结肠黏膜紊乱、结肠袋加深、肠壁痉挛、多发性浅溃疡所引起的管壁边缘毛糙，呈毛刺状或锯齿状以及小龛影。晚期见结肠袋消失、管壁强直、管腔狭窄、结肠缩短、息肉引起的充盈缺损等。重型或暴发型病例一般不宜做钡剂灌肠检查，以免加重病情或诱发中毒性巨结肠。

三、诊断和鉴别诊断

（一）诊断

具有持续或反复发作腹泻和黏液脓血便、腹痛、里急后重，伴有（或不伴）不同程度全身症状，病程多在 4 周以上。只要具有上述症状并结合结肠镜检查中至少 1 项及黏膜活检组织学所见，并排除其他感染性肠炎外可以诊断本病。如果临床表现不典型而有典型结肠镜检查表现及黏膜活检组织学所见（或典型 X 线钡剂灌肠检查表现）者也可诊断本病；有典型临床表现或典型既往史而目前结肠镜检查或 X 线钡剂灌肠检查无典型改变，应列为"疑诊"随访。一个完整的诊断应包括疾病类型、病情程度、活动性、病变范围、并发症和肠外表现，以便选择治疗方案、用药途径和评估预后。

（二）鉴别诊断

1.慢性细菌性痢疾

慢性细菌性痢疾常有急性菌痢病史，粪便检查可查出痢疾杆菌，结肠镜检查时取黏液脓血培养的阳性率较高，抗菌药物治疗有效。

2.阿米巴肠炎

病变主要侵犯右侧结肠，也可累及左侧结肠，结肠溃疡较深，边缘潜行，溃疡间的黏膜多属正常。粪便或结肠镜取溃疡渗出物检查可找到溶组织阿米巴滋养体或包囊。抗阿米巴治疗有效。

3.血吸虫病

血吸虫病有疫水接触史；常有肝脾大，粪便检查可发现血吸虫卵，孵化毛蚴阳性，直肠镜检查在急性期可见黏膜黄褐色颗粒，活检黏膜压片或组织病理检查发现血吸虫卵。

4.大肠癌

大肠癌多见于中年以后；结肠镜与 X 线钡剂灌肠检查对鉴别诊断有价值，应注意和溃疡性结肠炎引起的结肠癌变区别。

四、治疗

首先对病情进行综合评估，包括病变累积范围、部位，病程的长短、疾病严重程度以及患者的全身情况，根据病情给予个体化、综合化的治疗。其治疗的目的是缓解活动性炎症并维持缓解，减少复发，防治并发症。

（一）一般治疗

活动期患者应充分休息，给予高糖、高蛋白、低脂、少渣流质饮食，适当补充叶酸、维生素和微量元素。重症患者及有中毒性巨结肠、肠漏、短肠综合征等并发症者应禁食，并给予完全胃肠外营养治疗。牛乳不耐受或过敏者，应限制乳制品摄入。及时纠正水、电解质平衡紊乱，贫血者可输血，低蛋白血症者输注血清蛋白。对重症有继发感染者，应积极抗菌治疗。

（二）药物治疗

氨基水杨酸类药和糖皮质激素是目前控制本病最有效的药物。

1.氨基水杨酸制剂

柳氮磺吡啶（简称 SASP）是治疗本病的常用药物。该药适用于轻、中型患者或重型经糖皮质激素治疗已有缓解者。4g/d，分 4 次口服。病情缓解后需维持治疗。应注意不良反应。

2.糖皮质激素

糖皮质激素适用于对氨基水杨酸制剂疗效不佳的轻、中型患者，特别是重型活动期患者及急性暴发型患者。一般口服泼尼松 40mg/d；重症患者先予较大剂量静脉滴注，如氢化可的松 200～300mg/d，7～14 天后改为口服泼尼松 40～60mg/d。病情缓解后逐渐减量至停药。新型糖皮质激素布地奈德主要在肠道局部起作用，全身不良反应少。病变局限在直肠、乙状结肠患者，可用激素加生理盐水保留灌肠。

3.免疫抑制剂

硫唑嘌呤或巯嘌呤可用于对激素治疗效果不佳或对激素依赖的慢性持续型病例，加用这类药物后可逐渐减少激素用量甚至停用。环孢素静脉滴注大部分患者可取得暂时缓解而避免急诊手术。

（三）手术治疗

紧急手术指征为：并发大出血、肠穿孔、重型患者，特别是合并中毒性巨结肠经积极内科治疗无效且伴严重毒血症状者。择期手术指征：①并发结肠癌变。②慢性持续型病例内科治疗效果不理想而严重影响生活质量，或虽然用糖皮质激素可控制病情但不良反应太大不能耐受者。

五、预防

溃疡性结肠炎发病率在我国呈逐渐上升的趋势，因此，受到人们越来越多的重视。溃疡性结肠炎首次发病时治疗效果较好，此后病情长期缓解和长期持续者各占10%，余者病情缓解与反复间歇发作交替。因此，溃疡性结肠炎患者平时应避免精神刺激，消除紧张情绪；适当进行体育锻炼，增强体质；在饮食上宜吃少渣（少纤维素）、低脂肪、高蛋白、高维生素的食物，忌吃辛辣及易过敏的食物。一旦有肠道感染，及早治疗。一旦发病（尤其是首次发病时）应进行正规治疗，并定期进行复查。

第四节　肠易激综合征

肠易激综合征（irritable bowel syndrome，IBS）是一种以腹痛、腹部不适、大便习惯和性状改变为特征的功能性肠病，缺乏可解释症状的形态学改变和生化异常。西方国家人群患病率达10%～20%，我国患病率波动在1%～7%，因IBS症状就诊的患者占消化内科门诊的25%～50%。发病年龄多在20～50岁，以中青年多见，男女之比一般为1:2。

一、病因和发病机制

尚未完全明确，可能与下列因素有关。

（一）胃肠道动力异常

IBS患者存在多种胃肠运动功能紊乱。部分腹泻型IBS表现为胃肠通过时间缩短、结肠收缩增强等肠道动力亢进，而部分便秘型IBS则存在动力不足。如正常人结肠的基础电节律以 6/min 的慢波频率为主，而便秘或腹痛型 IBS 患者 3/min 的慢波频率显著增加，致使肠内容物推进减慢，水分吸引过多；腹泻型高波幅明显增加。

（二）内脏敏感性增高

直肠或结肠气囊充气试验表明，IBS 患者痛阈下降，对直肠扩张等机械性刺激敏感性增高。这是引起 IBS 患者腹痛和腹部不适的主要原因。

（三）中枢神经系统感知和脑-肠轴调节异常

中枢神经系统（CNS）和肠神经系统（ENS）在本病中起重要作用。功能性磁共振成像研究发现，IBS 患者与正常人之间存在大脑感知差异，IBS 患者对直肠气囊扩张刺激所引起大脑反应区与正常人有所不同，且腹泻型 IBS 与便秘型 IBS 之间的大脑反应区也有不同。

肠神经系统（ENS）含有许多神经递质，对肠功能起着调控作用，如 5-HT 信号系统是脑-肠轴中重要的信号分子和神经递质，有资料显示 5-HT 异常参与 IBS 肠道动力、脑-肠轴异常及内脏高敏感的发生。

（四）肠道感染

流行病学显示，部分 IBS 患者发病前曾有肠道感染史，急性感染期间焦虑和抑郁、经历更多的负性生活事件、合并神经过敏和疑病、腹泻持续时间越长的患者，发生 IBS 的危险就越大。肠道感染引起黏膜炎症反应、通透性增加及免疫功能激活与 IBS 发病有关。这种 IBS 也被称为感染后 IBS（post-infection IBS）。

（五）精神心理异常

部分患者存在焦虑、抑郁、紧张、失眠等精神心理异常，心理应激也可诱发或加重 IBS 症状，说明精神心理因素与 IBS 密切有关。不良情绪通过脑-肠轴影响胃肠道的运动和敏感性，焦虑可增加前扣带回皮质活动而影响直肠痛觉。IBS 患者人格和情绪状态是决定其是否就诊的重要因素并影响疗效。

（六）其他

其他如遗传因素、小肠菌群失调及食物耐受不良和食物过敏等，也与 IBS 的发病有一定内在联系。

二、临床表现

慢性起病，症状反复发作或者慢性迁延，病程可达数年至数十年，但全身状况不受影响。精神、饮食等因素可诱发症状复发或加重。

（一）症状

1.消化系统症状

（1）腹痛：腹痛为最主要的表现，几乎所有 IBS 患者都有不同程度的腹痛，大多排气、排便后可缓解。可发生于任何部位，局限或弥漫。性质多样，程度各异，但不会进行性加重，很少于睡眠中发作。

（2）腹泻：多数患者有排便习惯的改变，腹泻、便秘或两者交替出现。腹泻时粪量多正常（＜200g/d），通常仅在晨起时发生，部分因进食而发作，夜间不出现（此点罕见于器质性疾病）。

（3）便秘：粪便可带较多黏液，可有排便不尽感。早期多为间断性，后期可为持续性，甚至长期依赖泻药。

（4）其他：多数患者伴有腹胀，白天加重夜间减轻。另外患者还可能出现胃灼热、早饱、恶心、呕吐等上消化道症状，实际上与消化不良有较多重叠。

2.神经精神症状

部分患者伴有失眠、焦虑、抑郁、头昏、头痛等精神症状。

（二）体征

一般无明显体征，部分患者有多汗、脉速和血压高等自主神经失调的表现。腹痛时可扪及伴有压痛的痉挛肠管。直肠指诊或行乙状结肠镜检时，对操作敏感易出现痉挛而影响操作，这些现象提示该病的可能。

（三）分型

根据临床特点可将 IBS 分为腹泻型、便秘型、混合型和不定型。

三、实验室和辅助检查

（一）粪便检查

粪便可见黏液、无脓液和血液等异常成分。多次病原学检查阴性。

（二）结肠镜检查

结肠镜无异常发现，仅见肠内黏液较多、肠道痉挛、黏膜稍充血水肿，注气时诱发腹痛。但无黏膜脆性增加、溃疡和肿块等异常发现。

（三）X线钡剂灌肠检查

X线钡剂灌肠仅见肠道痉挛、结肠袋密集、运动异常，没有糜烂、溃疡及肠道占位的表现。

四、诊断和鉴别诊断

（一）诊断

IBS的诊断为排除性，首先要排除器质性疾病和肠感染性疾病。目前常使用2006年修订的罗马Ⅲ诊断标准。

（1）诊断前至少6个月，且近3个月内每月至少有3天出现反复发作的腹痛或腹部不适，伴有以下2项或2项以上：①排便后症状改善。②发作时伴有排便频率的改变。③发作时伴有粪便性状（外观）改变。

（2）以下症状未列入诊断标准，但对诊断有支持意义，其主要包括：①排便频率异常（<3次/周或>3次/日）。②粪便性状异常（干球便或硬便/糊状便或稀水便）。③粪便排出过程异常（排便费力、排便紧迫感、排便不尽感）。④排黏液以及腹胀。

（3）缺乏可解释症状的形态学改变和生化异常。

（二）鉴别诊断

需要与肠道器质性疾病、肠道感染性疾病、内分泌疾病（如甲状腺功能亢进症、糖尿病等）及其他功能性肠道疾病（如功能性便秘、功能性腹泻）、乳糖不耐受等相鉴别。注意IBS可能与其他功能性胃肠病并存。

五、治疗

治疗原则是积极寻找并去除促发因素，对症治疗、减轻症状。强调综合治疗和个体化治疗。

（一）一般治疗

对患者进行健康宣教、安慰和建立良好的医患关系，是有效经济的方法，也是所有治疗方法得以有效实施的基础。避免加剧 IBS 的食物和不良的饮食习惯，如过度饮食、高脂饮食、某些具有"产气"作用的蔬菜、精加工食粮（便秘者）。增加纤维摄入有助于改善便秘。

（二）药物治疗

虽然尚无一种药物能完全有效地治疗各种类型的 IBS，但有不少药物可在不同程度、有针对性地改善 IBS 的症状。

1.对症治疗

（1）抗肠痉挛的药物：抗胆碱能药物较常使用，包括阿托品、颠茄、溴丙胺太林（普鲁苯辛）、东莨菪碱等，其不良反应有口干、心率快和尿潴留等。除此之外，还包括以下药物：①匹维溴铵：50mg，3 次/天，饭时服。②奥替溴胺：40mg，3 次/天，口服。③马来酸曲美布汀：100mg，3 次/天，餐前口服。钙通道阻滞剂亦用来解痉，如硝苯地平、维拉帕米等。

（2）止泻药：轻症腹泻型患者可选用吸附剂，如双八面体蒙脱石散（思密达）3g，3 次/天，口服。腹泻较重的可用洛哌丁胺，2mg，3 次/天，能抑制肠道平滑肌的收缩，减少肠蠕动；或复方地芬诺酯 2.5~5mg，2~4 次/天，口服。需注意便秘、腹胀等不良反应。

（3）导泻药：对便秘患者可酌情使用作用温和、不良反应少的缓泻药，但不宜长期使用。首选高渗性导泻剂，如山梨醇或乳果糖 30mL 口服，1~3 次/天，或聚乙二醇（PEG）4000 加水服，每次 10g，1~2 次/天。在肠腔内吸收水分增加容积的导泻剂也经常使用，如车前子或甲基纤维素。

2.其他药物

（1）5-羟色胺受体 4（5-HT4）激动剂：可以缓解腹痛不适、腹胀、便秘等。适用于便秘型患者。所用药物为莫沙必利 5mg，3 次/天，口服。

（2）抗抑郁药：对腹痛症状重而上述治疗无效，尤其对伴有明显精神症状者可试用。可用阿米替林 12.5～25mg，1～2 次/天，口服。

（3）益生菌：常用的有双歧杆菌、乳酸杆菌、酪酸菌等，能调节肠道菌群生态平衡，对改善 IBS 的多种症状有一定疗效。

（三）心理和行为治疗

症状严重而顽固，经一般治疗和药物治疗无效者可考虑给予心理和行为治疗。如心理治疗、认知治疗、生物反馈治疗和催眠治疗等，可改善患者的生活质量。

六、预后

预后良好。虽然症状反复发作，但对全身状况没有明显影响，结肠癌的发生率与普通人群相似。

第五节 肝性脑病

肝性脑病（hepatic encephalopathy，HE）又称肝昏迷，是由严重肝病引起、以代谢紊乱为基础的中枢神经系统功能失调综合征，其主要临床表现为意识障碍、行为异常和昏迷。肝硬化是引起肝性脑病最常见的原因。

一、病因和发病机制

（一）病因与诱因

原发疾病包括各种重症肝炎、各型肝硬化、肝癌、妊娠期急性脂肪肝、门腔静脉分流术后或任何其他弥漫性肝病的终末期。其中肝硬化多见，肝硬化中又以肝炎后肝硬化最为多见。

许多因素能够诱发肝性脑病的发生。这些因素实际也是其预防及治疗中最重要的可控制因素。

1.上消化道出血

上消化道出血是最常见的诱因。大量血液在肠道内分解形成氨或其他具有神经毒性物质吸收后而诱发肝性脑病。

2.摄入过多的含氮物质

摄入过多含氮食物或药物，或上消化道大出血（每 100mL 血液约含 20g 蛋白质）时，肠内产氨增多。

3.水、电解质紊乱及酸碱平衡失调

大量放腹水及利尿致电解质紊乱、血容量减低与缺氧，可导致肾前性氮质血症，使血氨增高。进食少、呕吐、腹泻、排钾利尿、继发性醛固酮增多及腹水等，均可导致低钾性碱中毒，使细胞外液中 $NH4^+$ 减少，有利于 NH3 透过血脑屏障进入脑细胞产生毒性作用。

4.缺氧与感染

增加组织分解代谢而增加产氨，缺氧与高热则增加氨的毒性。

5.低血糖

葡萄糖的氧化磷酸化过程有助于 NH3 与谷氨酸的结合，故低血糖可增加氨的毒性。

6.便秘

便秘使含氨、胺类和其他有毒衍生物与结肠黏膜接触时间延长，有利于毒物吸收。

7.安眠药、镇静剂及手术

麻醉及手术可增加肝、肾和脑功能的负担。镇静安眠药可直接抑制大脑，同时抑制呼吸中枢造成缺氧。

8.其他

应激反应如麻醉和外科手术，可增加肝、脑，肾的负担。

（二）发病机制

肝性脑病发病是多种因素共同作用的结果，但确切的发病机制仍未完全清楚。其发病机制目前主要有以下假说。

1.氨中毒学说

氨代谢紊乱引起的氨中毒是肝性脑病,特别是门体分流性脑病的重要发病机制。当存在门-体分流时,肠道内的氨未经肝脏解毒就直接进入体循环,血氨通过血脑屏障进入脑组织,对中枢神经系统产生毒性。而大脑的重要兴奋性神经递质的缺少则使大脑抑制增加。有研究认为,氨的毒性还体现在它能干扰神经细胞的功能及其电活动。

2.星形细胞异常学说

星形细胞是肝性脑病中主要受影响的细胞。由于脑内缺乏鸟氨酸循环的酶,故脑内清除氨的主要途径依靠谷氨酰胺合成,而谷氨酰胺合成酶存在于星形细胞中,故谷氨酸氨基化生成谷氨酰胺的"解氨毒"作用完成于星形细胞。谷氨酸是脑内重要的兴奋性神经递质。当肝性脑病时,超量的氨经谷氨酰胺合成酶的作用,使具有活性的谷氨酸形成减少,并耗费大量能量。

3.γ-氨基丁酸/苯二氮䓬类(GABA/BZ)受体学说

γ-氨基丁酸是抑制性神经递质,肝衰竭和门-体分流时,进入脑与其受体结合。另外,巴比妥类和苯二氮䓬类也可与γ-氨基丁酸受体结合,导致神经传导抑制。

4.假性神经递质和氨基酸代谢失衡学说

肝衰竭时β-多巴胺和苯乙醇胺增多,其化学结构与正常兴奋性神经递质去甲肾上腺素相似,但不能传递神经冲动,称为假神经递质。当假神经递质被脑细胞摄取并取代了突触中的正常递质,则发生神经传导障碍;芳香族氨基酸如酪氨酸、苯丙氨酸增多而支链氨基酸如缬氨酸、亮氨酸减少,可促使芳香族氨基酸更多地进入脑组织形成假神经递质,从而抑制神经冲动的传导。

二、临床表现

肝性脑病发生在严重肝病和(或)广泛门-体分流的基础上,临床上主要表现为高级神经中枢的功能紊乱(如性格改变、智力下降、行为失常、意识障碍等)以及运动和反射异常(如扑翼样震颤、阵挛、反射亢进和病理反射等)。根据意识障碍程度、神经系统体征和脑电图改变，可将肝性脑病的临床过程分为四期。

一期（前驱期）：轻度性格改变和行为失常，如欣快激动或淡漠少言，健忘、睡眠倒错。应答准确，但吐词不清且较缓慢。可有扑翼样震颤，亦称肝震颤。脑电图多数正常。有时症状不明显，易被忽视。

二期（昏迷前期）：以意识错乱、睡眠障碍、行为失常为主。言语不清、书写障碍、举止反常、衣冠不整或随地便溺，定向力和理解力均较差。锥体束征阳性，如腱反射亢进、肌张力增高、踝阵挛及巴宾斯基征阳性等。扑翼样震颤阳性，脑电图有特征性异常。

三期（昏睡期）：以昏睡和精神错乱为主，各种神经体征持续或加重，大部分时间患者呈昏睡状态，但可以唤醒。醒时尚可应答问话，但常有神志不清和幻觉。扑翼样震颤仍可引出。肌张力增强，四肢被动运动常有抵抗力。锥体束征常呈阳性，脑电图有异常波形。

四期（昏迷期）：神志完全丧失，不能唤醒。浅昏迷时，对强烈的疼痛刺激和不适体位尚有反应，腱反射和肌张力仍亢进；由于患者不能合作，扑翼样震颤无法引出。深昏迷时，各种反射消失。肌张力降低，瞳孔散大，可出现阵发性惊厥、踝阵挛和换气过度。脑电图明显异常。

以上各期的分界不很清楚，前后期临床表现可有重叠，经治疗好转或病情发展时，程度可好转或恶化。

三、实验室和辅助检查

除常规的肝功能损害、肾功能、电解质等指标外，目前对肝性脑病常用的辅助检查方法还包括氨的测定、脑电图、心理智能测验、神经生理测试和神经影像学检查等。

（一）血氨

慢性肝病及门-体分流性脑病患者多半有血氨升高，但急性肝性脑病患者血氨可以正常。

（二）脑电图检查

肝性脑病患者典型的脑电图改变为节律变慢。II期和III期表现为δ波或三相波，每秒 4～7 次；昏迷时出现高波幅 δ 波，每秒少于 4 次。

（三）心理智能测验

一般将木块图试验、数字连接试验及数字符号试验联合应用，适用于肝性脑病的诊断和轻微肝性脑病的筛选。

四、诊断

（一）肝性脑病的主要诊断依据

（1）严重肝病和（或）广泛门-体侧支循环建立。

（2）有肝性脑病的诱因。

（3）精神紊乱、昏睡或昏迷，可引出扑翼样震颤。

（4）反映肝功能的血生化指标明显异常及（或）血氨增高。

（5）脑电图异常。

（二）轻微肝性脑病的诊断依据

（1）有严重肝病和（或）广泛门-体侧支循环形成的基础。

（2）心理智能测验、诱发电位、头部 CT 或 MRI 检查等异常改变。

五、治疗

（一）一般治疗

（1）调整饮食结构：限制或禁止蛋白质的摄入，但必须保证热能供给，可鼻饲或静脉滴注 25%葡萄糖液。神志清楚后可逐步增加蛋白质饮食，每天 20g，然后每 3～5 天增加 10g，逐渐增加到 1g/（kg·d）左右。鼓励患者多食新鲜的蔬菜和水果，保证维生素的摄入。伴有肝硬化的患者避免刺激性、粗糙的食物。

（2）慎用镇静剂：巴比妥类、苯二氮䓬类药物。如患者出现躁狂等精神症状时，可试用异丙嗪、氯苯那敏等抗组胺药。

（3）纠正水、电解质和酸碱平衡紊乱。

（4）止血：上消化道出血是肝性脑病的重要诱因。对于各种原因的消化道出血都应采取积极有效的止血及治疗。清除肠道积血可改善或预防肝性脑病。

（二）药物治疗

1.减少肠道氨的生成和吸收

（1）乳果糖可以降低肠腔内 pH，并能促进血液中的氨渗入肠道而有利于氨的排出。

（2）导泻或灌肠可以清除肠内积食和积血。可口服或鼻饲 25%硫酸镁 30～60mL 导泻；常用生理盐水或弱酸性溶液灌肠，以保持肠道呈酸性环境；禁用碱性肥皂水灌肠。

（3）口服抗生素：可抑制肠道产尿素酶的细菌，以减少氨的生成。常用的有新霉素、甲硝唑等。

2.促进体内氨代谢

（1）L-鸟氨酸-门冬氨酸。

（2）谷氨酸：临床上有谷氨酸钾和谷氨酸钠两种制剂，可根据血钾和血钠浓度来调整用药。

（3）精氨酸：因为能够促进尿素循环而降低血氨。该药呈酸性，适用于碱中毒者。

3.减少或拮抗假性神经递质

支链氨基酸制剂的作用机制为竞争性抑制芳香族氨基酸进入大脑，并能够减少假性神经递质的形成。

（三）人工肝

人工肝能够清除血氨和其他毒性物质，对急、慢性肝性脑病均有一定的效果。

（四）肝移植

肝移植是严重和顽固性肝性脑病患者的适应证。

（五）对症治疗

1.保护脑细胞功能

降低颅内温度，减少能量消耗。

2.保持呼吸道通畅

保持呼吸道通畅对于深昏迷者，可行气管切开，以促进排痰和利于给氧。

3.预防脑水肿

静脉滴注高渗葡萄糖、甘露醇。

六、预后

肝性脑病的预后主要取决于肝细胞衰竭的程度。诱因明确且容易消除者（如出血、缺钾等）的预后较好。肝功能较好，做过分流手术，由于进食高蛋白而引起的门体分流性脑病预后较好。有腹水、黄疸、出血倾向的患者提示肝功能很差，其预后也差。暴发性肝衰竭所致的 HE 预后最差。

七、预防

积极防治肝病，避免诱发肝性脑病的因素。例如，增强抵抗力，防止各种感染；饮食上避免过于粗糙、烫热食物导致血管破裂出血；忌高蛋白食物，忌烟、酒；保持大便通畅，忌用安眠药、麻醉药等。一旦出现行为失常、精神异常及神志改变就应送院进行详细检查，尽早处理，有诱因及肝功能正常者预后较好，可以完全清醒而不留有后遗症，但不及时抢救则病死率很高。

第四章 血管外科疾病

第一节 血栓闭塞性脉管炎

血栓闭塞性脉管炎（TAO）是一种以周围血管炎症和闭塞为特点的疾病，主要累及四肢中、小动静脉，尤以下肢为甚。绝大多数患者为青壮年男性吸烟者。

此病曾称为 Buerger 病。尽管有学者曾提出血栓闭塞性脉管炎是动脉硬化性闭塞症的早期表现，但大多数学者仍认为血栓闭塞性脉管炎是不同于动脉硬化性闭塞症的一种独立的疾病。

血栓闭塞性脉管炎的病因至今尚不清楚，一般认为与吸烟、寒冷、潮湿、外伤、感染、营养不良、激素紊乱、遗传、血管神经调节障碍及自身免疫功能紊乱有关。血栓闭塞性脉管炎主要累及肢体的中、小动静脉。以下肢胫前动脉、胫后动脉、腓动脉、足背动脉和趾动脉最为多见，也可累及上肢桡动脉、尺动脉和指动脉，较少累及较大的动脉如股动脉和腘动脉。伴行静脉和浅表静脉也可累及，但程度较轻。累及心、脑、肠、肾等内脏的血管较罕见。

病理改变的特点是血管全层非化脓性炎症，管壁结构仍然完整。病变呈节段性，节段之间有内膜正常的管壁。病变血管有广泛内皮细胞增生和全层成纤维细胞增生及淋巴细胞浸润。早期即有血栓形成，血栓内含有许多内皮细胞和成纤维细胞。后期血栓机化并伴细小的再管化。病变后期，动脉周围广泛纤维化，常包绕静脉和神经形成纤维条索。受累静脉的病理变化与动脉相似。血管壁的交感神经可发生神经周围炎、神经退行性变和纤维化。血管闭塞的同时，虽可逐渐建立侧支循环，但常不足以代偿。

血栓闭塞性脉管炎的病理生理变化可归纳为中、小血管炎症所产生的局部影响和动脉闭塞所引起的肢体供血不足两个方面。

一、临床表现

（一）疼痛

疼痛是本病最突出的症状。病变早期，由于血管痉挛，血管壁和周围组织神经末梢受到刺激而使患肢（趾、指）出现疼痛、针刺、烧灼、麻木等异常感觉。随着病变进一步发展，肢体动脉狭窄逐渐加重，即出现缺血性疼痛。轻者行走一段路程以后，患肢足部或小腿胀痛，休息片刻疼痛即能缓解，再次行走后疼痛又会出现，这种现象称为间歇性跛行。产生间歇性跛行的机制一般认为是血液循环障碍时，肌肉运动后乳酸等酸性代谢产物积聚，刺激局部神经末梢引起疼痛。也有学者认为，动脉狭窄或闭塞后，动脉压降低，肢体运动时，肌肉收缩所产生的压力超过肌肉内动脉的压力，使局部血流显著减少，从而引起患肢疼痛。重者即使肢体处于休息状态，疼痛仍不能缓解，称为静息痛。此时疼痛剧烈、持续，尤以夜间为甚。患肢抬高疼痛加重，下垂后则略有缓解。患者常屈膝抱足而坐，或将患肢下垂于床旁，以减轻患肢疼痛，形成血栓闭塞性脉管炎的典型体位。一旦患肢发生溃疡、坏疽、继发感染，疼痛更为剧烈。

（二）发凉、皮温降低

患肢发凉、怕冷，对外界寒冷敏感也是血栓闭塞性脉管炎常见的早期症状。随着病情的发展，发凉的程度加重，并可出现动脉闭塞远端的肢体皮肤温度降低。

（三）皮肤色泽改变

患肢缺血常使皮肤呈苍白色，肢体抬高后更为明显。下述试验有助于了解肢体循环的情况。

1.指压试验

指压趾（指）端后观察局部皮肤或甲床毛细血管充盈情况，如果松开后 5 秒皮肤或甲床仍呈苍白色或黯紫色，表示动脉供血不足。

2.肢体抬高试验

抬高肢体（下肢抬高 70°～80°，上肢直举过头），持续 60 秒，如存在肢体动脉供血不足，皮肤呈苍白或蜡白色。下垂肢体后，皮肤颜色恢复时间由正常的 10 秒延长到 45 秒以上，且颜色不均呈斑片状。肢体持续处于下垂位时，皮肤颜色呈潮红或黯紫色。

3.静脉充盈时间

抬高患肢，使静脉排空、瘪陷，然后迅速下垂肢体，观察足背浅表静脉充盈情况，如果静脉充盈时间大于 15 秒，表示肢体动脉供血不足。此外，部分患者受寒冷刺激或情绪波动，可出现雷诺综合征，表现为指（趾）皮肤苍白、青紫、潮红的间歇性改变。

（四）游走性血栓性浅静脉炎

40%～50%的血栓闭塞性脉管炎患者发病前或发病过程中可反复出现游走性血栓性浅静脉炎。急性发作时，肢体浅表静脉呈红色条索、结节状，伴有轻度疼痛和压痛。2～3 周后，红肿疼痛消退，但往往留有色素沉着。经过一段时间，相同部位或其他部位又可重新出现。因此，游走性血栓性浅静脉炎常是血栓闭塞性脉管炎的前驱表现。

（五）肢体营养障碍

患肢缺血可引起肢体营养障碍，常表现为皮肤干燥、脱肩、皲裂，汗毛脱落、出汗减少，趾（指）甲增厚、变形、生长缓慢，肌肉萎缩、肢体变细。严重时可出现溃疡、坏疽。溃疡、坏疽常先出现在趾端、甲旁或趾间，可因局部加温、药物刺激、拔甲、损伤等因素诱发。开始多为干性坏疽，继发感染后形成湿性坏疽。根据溃疡、坏疽的范围可分为三级。
Ⅰ级：溃疡、坏疽局限于趾（指）部；Ⅱ级：溃疡、坏疽超过跖趾（掌指）关节；Ⅲ级：溃疡、坏疽超过踝（腕）关节。

（六）肢体动脉搏动减弱或消失

根据病变累及的动脉不同，可出现足背动脉、胫后动脉、腘动脉或尺动脉、桡动脉、肱动脉等动脉搏动减弱或消失。但需注意，约有 5%的正常人足背动脉先天性阙如而不能扪及搏动。尺动脉通畅试验（Allen 试验）可鉴别尺动脉搏动未扪及者动脉体表位置解剖变异和动脉闭塞。方法是抬高上肢，指压阻断桡动脉后，重复握拳数次，促使静脉回流。然后将手放至心脏水平，如果尺动脉通畅，手指和手掌皮肤迅速转为粉红色（40 秒内）。反之，只有解除桡动脉指压后，皮色才能恢复正常。尺动脉通畅试验还可了解尺动脉搏动存在者，尺动脉远端通畅情况。方法同上，如持续指压阻断桡动脉后，手指保持苍白色，提示尺动脉远端闭塞。应用同样原理，可以了解桡动脉有无闭塞性病变以及桡动脉远端通畅情况。

二、诊断

诊断血栓闭塞性脉管炎不难，但应进一步明确动脉闭塞的部位、范围、性质、程度以及侧支循环建立情况。

（一）皮肤温度测定

在一定室温（15~25℃）条件下，肢体温度较对侧相应部位下降 2℃以上，表示该侧肢体血供不足。

（二）红外线热像图

红外线热像仪能探测到肢体表面辐射的红外线，并转换成热像图。同时，可用数字表示各采样点的温度。血栓闭塞性脉管炎的肢体红外线热像图可显示患肢缺血部位辉度较暗，出现异常的"冷区"。

（三）节段性测压和应激试验

节段性测压可了解肢体各节段的动脉收缩压。血栓闭塞性脉管炎常表现为患肢腘动脉或肱动脉以下血压降低。如病变仅限于下肢，踝/肱指数（正常值≥1）可反映患肢缺血的严重程度。节段性测压正常者，可采用应激试验，如运动试验、反应性充血试验，早期血栓闭塞性脉管炎患者应激试验后踝压明显下降，踝压恢复时间延长。

（四）脉波描记

采用多普勒血流流速仪和各种容积描记仪均可描记肢体各节段的动脉波形。血栓闭塞性脉管炎的患肢远端动脉波形常表现为单向波，波幅低平，波峰低钝。病变严重时动脉波形呈一直线。

（五）动脉造影

动脉造影可明确动脉闭塞的部位、范围、性质和程度，并可了解患肢侧支循环建立情况。血栓闭塞性脉管炎动脉造影的典型表现为中小动脉节段性闭塞，而在病变的动脉之间，可见管壁光滑的正常动脉。此外，常可显示许多细小的侧支血管。由于动脉造影为创伤性检查方法，可引起动脉痉挛和血管内皮损伤，加重肢体缺血，一般不作为本病的常规检查方法。

根据本病的病程演变，临床可分为三期。

1.第一期（局部缺向期）

主要表现为患肢麻木、发凉、酸胀和间歇性跛行。足背动脉和（或）胫后动脉搏动减弱或消失。可伴有游走性血栓性浅静脉炎。

2.第二期（营养障碍期）

除第一期的临床表现外，患肢缺血性疼痛由间歇性跛行转为持续性静息痛。并出现患肢营养障碍表现，如皮肤干燥、无汗，皮色苍白、黯紫或潮红，趾甲增厚、变形，汗毛脱落，小腿肌肉萎缩等。

3.第三期（组织坏死期）

除第一、第二期的临床表现外，患肢出现缺血性溃疡、坏疽。开始为干性坏疽，继发感染后转变为湿性坏疽。

三、鉴别诊断

（一）动脉硬化性闭塞症

本病也是常见的慢性肢体动脉闭塞性疾病。多见于中老年，男女均可发病。病变主要累及大、中动脉，尤以腹主动脉下段和髂股动脉最为多见。常可扪及浅表动脉变硬、扭曲。有时可闻及血管杂音。常合并高血压、高血脂、糖尿病和内脏动脉硬化缺血。多无游走性血栓性浅静脉炎。胸腹部平片可显示主动脉弓突出和动脉钙化影，动脉造影显示动脉腔不规则充盈缺损，呈虫蚀样改变，闭塞远端的动脉可经侧支血管显影。病理检查可见动脉中层和内膜均有变性，静脉则不受累。

（二）多发性大动脉炎

多发性大动脉炎多见于青年女性。病变常同时累及多处大动脉，主要侵犯主动脉弓的分支和（或）主动脉及其内脏分支。病变部位常可闻及血管杂音，并可扪及震颤。常有肢体慢性缺血的临床表现，但一般不出现肢体缺血性溃疡、坏疽。动脉造影显示主动脉主要分支开口处狭窄或闭塞。

（三）特发性动脉血栓形成

特发性动脉血栓形成少见。多见于结缔组织疾病、血液系统疾病和转移性癌肿患者。起病较急，主要表现为髂股动脉突然闭塞，可引起肢体广泛性坏死。可伴有髂股静脉血栓形成。

（四）结节性动脉周围炎

本病主要累及中、小动脉，可出现与血栓闭塞性脉管炎类似的肢体缺血症状，但多伴有发热、乏力、关节酸痛等全身症状。病变广泛，常累及肾、心、肝、肠等内脏动脉，出现相应内脏缺血的临床表现。常出现沿动脉行经排列的皮下结节。实验室检查显示高球蛋白血症和血沉增快。活组织检查可以明确诊断。

（五）糖尿病性坏疽

肢体出现坏疽，应考虑到糖尿病性坏疽的可能。以下特点有助于鉴别诊断：三多一少的临床表现，即多饮、多尿、多食和体重减轻；实验室检查显示血糖升高或尿糖阳性。

四、治疗

血栓闭塞性脉管炎的治疗原则是防止病变发展，改善患肢血供，减轻患肢疼痛，促进溃疡愈合。其具体方法如下。

（一）一般治疗

坚持戒烟：此是血栓闭塞性脉炎的治疗关键。本病的预后很大程度上取决于患者是否坚持戒烟。其他治疗措施能否取得疗效也与是否坚持戒烟密切相关。避免寒冷、潮湿、外伤和注意患肢适当保暖，有助于防止病变进一步加重和出现并发症。但也不宜采用患肢局部热敷，以免增加组织氧耗量，造成患肢缺血坏疽。促进患肢侧支循环建立，增加患肢血供。其方法是：平卧位，患肢抬高45°，维持1～2分钟。然后坐起，患肢下垂床旁2～5分钟，并做足部旋转、伸屈运动10次。最后将患肢放平休息2分钟。每次重复练习5回，每日练习数次。

（二）药物治疗

1.复方丹参针剂（丹参和降香，每毫升含生药各 1g）

具有改善微循环，增加患肢血供的作用。常用剂量 2～4ml，肌内注射，每日 1～2 次。或将复方丹参注射液 20ml 加入 5%葡萄糖溶液 500ml 中，静脉滴注，每日 1～2 次。2～4周为一疗程。

2.金管扩张药

具有解除动脉痉挛，扩张血管的作用。适用于第一、二期患者。对于动脉完全闭塞的患者，有学者认为血管扩张药不但不能扩张病变的血管，反而由于正常血管的"窃血"作用加重患肢缺血。常用药物有苄唑啉（妥拉唑啉）25mg，口服，每日 3 次，或 25mg，肌内注射，每日 2 次；烟酸 50mg，口服，每日 3 次；盐酸罂粟碱 30mg，口服或皮下注射，每日 3 次。采用动脉内注射妥拉唑啉、山莨菪碱、普鲁卡因等药物能提高疗效，但需反复穿刺动脉，可造成动脉损伤或痉挛，临床应用受到限制。

3.前列腺素

具有扩张血管和抑制血小板作用。治疗血栓闭塞性脉管炎取得良好效果。常用给药途径为动脉注射和静脉滴注。国内报道采用前列腺素 E1（PGE1）100～200mg，静脉滴注，每日 1 次，有效率为 80.8%。前列环素（PGI2）具有更强的扩张血管和抑制血小板作用，但因其半衰期短，性能不稳定，临床应用疗效不肯定。

4.己酮可可

碱能降低血液黏滞度。增加红细胞变形性，使其能够通过狭窄的血管，从而提高组织灌注量。常用剂量为 400mg，口服，每日 3～4 次。连续服药 1～3 个月，或长期服用。国外报道服药后能减轻静息痛和间歇性跛行，促进溃疡愈合。治疗肢体动脉闭塞性疾病有效率达 95%。

5.低分子右旋糖酐

低分子右旋糖酐平均分子量为 2 万～4 万，其具有减少血液黏滞度、抑制血小板聚集、改善微循环的作用。用法：低分子右旋糖酐 500ml，静脉滴注，每日 1～2 次，10～15 日为一疗程，间隔 7～10 日，可重复使用。

6.蝮蛇

抗栓酶是从蝮蛇蛇毒中提取的具有降低纤维蛋白原和血液黏滞度的物质。近年来，我国先后用从东北蛇岛和长白山蝮蛇蛇毒中提纯的抗栓酶和清栓酶治疗血栓闭塞性脉管炎，显效率分别达到 64%和 75.4%。无明显不良反应。

7.激素治疗

目前意见尚不统一。有学者认为，激素能控制病情发展，缓解患肢疼痛。国外有报道采用泼尼松龙 20mg，动脉注射，治疗血栓闭塞性脉管炎，3 日和 7 日内疼痛明显减轻或消失者，分别占 43.5%和 26.1%。不能施行动脉注射者，采用溃疡、坏疽以上部位的健康组织皮下注射，止痛效果优良者也占 37%。

8.二氧化碳

能使血管平滑肌电活动减弱或消失，使血管壁处于松弛状态使血管扩张。动脉内注射二氧化碳能扩张血管、促进侧支循环建立。一般采用 95%二氧化碳 2ml/kg 体重股动脉注射，或 0.3ml/kg 体重股动脉注射。每周 1 次，4～8 次为 1 疗程，一般治疗 1～2 疗程。国内报道疗效优良率 75.7%。

（三）手术治疗

1.交感神经节切除术和肾上腺部分切除术

交感神经节切除术能解除血管痉挛，促进侧支循环建立，改善患肢血供。适用于第一、二期患者。根据病变累及上肢或下肢腘动脉，采用同侧胸或腰第 2、3、4 交感神经节及其神经链切除术。对于男性患者，应避免切除双侧第 1 腰交感神经节，以免引起性功能障碍。术前应常规进行交感神经阻滞试验，如阻滞后患肢症状缓解，皮肤温度上升 1～2℃以上，提示患肢存在血管痉挛，切除交感神经节后常能取得良好疗效；反之，则说明患肢动脉闭塞，不宜选用交感神经节切除术。由于交感神经切除术主要改善皮肤血供，因此常能使皮肤温度升高，皮肤溃疡愈合，但不能缓解间跛症状。对于第二、三期患者，有学者认为，采用交感神经节切除合并肾上腺部分切除术，能提高近、远期疗效。

2.动脉血栓内膜剥除术

动脉血栓内膜剥除术是将病变动脉的血栓内膜剥除，从而重建患肢动脉血流的手术方法。适用于股腘动脉闭塞，而腘动脉的分支（胫前动脉、胫后动脉和腓动脉）中至少有一支通畅的第二、三期患者。其常用方法有以下几种。开放法：切开整个闭塞的动脉段，直视下剥离并取出血栓内膜，适用于短段动脉闭塞；半开放法：多处短段切开闭塞的动脉，用剥离器分离血栓内膜后，将其取出，适用于长段动脉闭塞。此外，还有二氧化碳气体剥离法和带囊导管剥离法。由于动脉血栓内膜剥除术治疗血栓闭塞性脉管炎临床适应者较少，远期疗效不佳，现已较少采用。

3.动脉旁路移植术

在闭塞动脉的近、远端行旁路移植，是另一种重建患肢动脉血流的方法。适应证同动脉血栓内膜剥除术。动脉移植材料多采用自体大隐静脉，膝关节以上也可采用人造血管。由于血栓闭塞性脉管炎病变主要累及中、小动脉，输出道条件往往较差，很少有条件采用动脉旁路移植术。

4.大网膜移植术

游离血管蒂大网膜移植术能使大网膜组织与患肢建立良好的侧支循环，改善患肢血供，具有明显缓解静息痛和促进溃疡愈合的作用。适用于腘动脉以下三支动脉均闭塞的第二、三期患者。其方法是，游离大网膜，将胃网膜右动、静脉与股动脉、大隐静脉或腘动、静脉吻合，然后把经剪裁或未经剪裁的大网膜移植于患肢内侧。近期疗效满意，远期疗效尚不肯定。

5.静脉动脉化

将闭塞近端的动脉与静脉吻合，使闭塞近端的动脉血转流到患肢的静脉系统，从而改善患肢血供。适应证同大网膜移植术。早年采用动、静脉直接吻合，因动脉血流不能冲开正常静脉瓣膜的阻挡，结果多告失败。近年来，国内外学者在动物实验的基础上，采用分期或一期动静脉转流重建患肢血液循环获得成功。其方法是，根据患肢动脉闭塞平面不同，采用股、腘动脉与股浅静脉、胫腓干静脉或大隐静脉吻合形成动静脉瘘，使动脉血既能不断向瘘口远端的静脉瓣冲击，又能从瘘口近端的静脉向心回流。经过一段时间（2～6个月）后，瘘口远端的静脉中的瓣膜由于长期承受逆向动脉血流冲击和静脉段扩张而发生关闭不全。这时再将瘘口近端的静脉结扎，就能使动脉血循静脉单向灌注到患肢的远端。国内文献报道疗效满意。

（四）高压氧治疗

高压氧治疗能提高血氧含量，增加肢体供氧量，从而减轻患肢疼痛，促进溃疡愈合。其方法是，每天在高压氧舱内行高压氧治疗1次，持续2～3小时。10次为1个疗程，休息1周后再进行第二疗程。一般可进行2～3个疗程。

（五）其他治疗

1.镇痛

（1）止痛药：吗啡、哌替啶等止痛药能有效地缓解患肢疼痛，但易成瘾，应尽量少用。解热镇痛药如索米痛、安乃近、吲哚美辛等也可试用，但疗效不肯定。

（2）连续硬膜外阻滞：能缓解患肢疼痛，扩张下肢血管，促进侧支循环建立。适用于严重静息痛的下肢血栓闭塞性脉管炎患者。一般选择第2、3腰椎间隙留置硬膜外导管。间断注入1%利多卡因或0.1%地卡因3～5ml。操作时应严格掌握无菌技术，导管留置时间以2～3日为宜，留置时间过长容易并发硬膜外间隙感染。

（3）药物麻醉：主要药物为东莨菪碱和洋金花总碱，能使患者安睡，疼痛缓解。此中东莨菪碱尚有扩张周围血管、增加心肌收缩力和改善微循环的作用，能增加患肢血流量。用法：东莨菪碱1～3mg，洋金花总碱2.5～5mg，静脉推注、静脉滴注或肌内注射。每次辅以氯丙嗪12.5～50mg。连续应用3～5日，改为隔日或隔两日一次。一般用药后3～4小时患者清醒。必要时可于用药后5小时注射毒扁豆碱0.5mg催醒。

（4）小腿神经压榨术（Smithwich手术）：根据患肢疼痛部位施行小腿下段感觉神经压榨术，能起到良好的止痛效果，70%的患者可得到长期止痛。其主要缺点是，足部感觉迟钝，常需几个月才能恢复。

2.创面处理

（1）干性坏疽：保持创面干燥，避免继发感染。可用乙醇消毒创面，并覆盖无菌纱布保护。

（2）湿性坏疽：去除坏死组织，积极控制感染。可采用敏感的抗生素溶液湿敷或东方1号、金蝎膏、玉红膏外敷。坏疽边界清楚，可行清创术或截趾（指）术。

3.截肢术

足部坏疽继发感染并出现全身中毒症状、肢体剧痛难忍影响工作生活，经各种治疗难以控制，或足部坏疽达足跟、踝关节以上，且界限清楚，可行截肢术。施行截肢术应注意以下两点：

（1）在保证残端愈合的前提下，尽量选择有利义肢安装的较低截肢平面。

（2）截肢术操作过程中应注意保护截肢残端血供，尽可能避免加重患肢缺血的因素。截肢术的具体措施包括：皮肤、皮下组织和筋膜一层切开，不宜过多游离皮瓣；切断骨膜时应贴近截骨平面，避免向近端过多分离骨膜；肌肉切断平面与截骨平面相同，尽量切断可能坏死的肌肉组织。此外，术中应避免使用止血带。

第二节　单纯性下肢浅静脉曲张

一、解剖及病理生理

（一）下肢静脉解剖

下肢静脉循环系统分为深静脉与浅静脉两组，共同将下肢静脉血回送至心脏和肺。深静脉位于下肢肌肉筋膜以下的深层肌肉腔隙内，通过下肢静脉瓣膜和肌肉的作用，负责大部分下肢静脉血的回流。浅静脉位于肌筋膜外，没有筋膜的支撑，管壁稍薄的浅静脉壁有高度可扩张性，能够显著扩张容纳大量的血液。下肢浅层组织和皮肤的血液汇入浅静脉，然后汇入深静脉系统。

2 支最主要的下肢浅静脉为大隐静脉与小隐静脉。大隐静脉是人体内最长的静脉，起源于足背静脉弓内侧，经内踝前方、下肢内侧上行，穿过卵圆窝汇入股静脉。大隐静脉进入股静脉的汇入点被称为股隐交界点。大隐静脉含多组静脉瓣膜，其中最主要的两处瓣膜分别位于股隐交界点水平及其下方 1～2cm。大隐静脉在近股隐交接点的位置有 3～7 个属支，解剖变异较大，而以 5 支最为多见，其分别为腹壁浅静脉，旋髂浅静脉、阴部外静脉、股外侧静脉和股内侧静脉。

小隐静脉起自足背静脉弓外侧，于外踝后下方沿小腿后侧上行至腓肠肌内、外侧头之间进入腘窝，穿过深筋膜多汇入腘静脉，汇入点称为隐脑静脉交界点。少数小隐静脉汇入其他静脉如大隐静脉，或多个终末分支汇入大腿浅静脉分支。小隐静脉主要收集来自小腿内外侧缘的血流。在腓肠肌区域存在 3 支交通血管将小隐静脉与大隐静脉交通，称为隐间静脉，分别位于腓肠肌下 1/3 处、腓肠肌中段和膝下缘，以膝下那支最为粗大。

深静脉在肌肉之间与同名动脉伴行。小腿部有胫前、胫后和腓静脉，于腘窝处汇入腘静脉，进入内收肌管后移行为股静脉，其伴随股动脉上行，初在其外侧，后转至其内侧，与股深静脉汇入股总静脉，至腹股沟韧带深面移行为髂外静脉。

在深、浅静脉之间有许多穿通静脉存在。有些穿通静脉直接连接浅静脉和深静脉，多有相对固定的解剖位置；有些则通过肌间静脉与深静脉相连接，解剖位置变异较大。下肢主要穿通静脉早期以研究者人名命名，后经修订后改为以其解剖位置命名。如内踝和小腿内侧的穿通静脉，现在命名为胫后穿通静脉。这些穿通静脉进一步分为下、中、上三组，连接后弓状静脉和胫后静脉。另外一支重要的穿通静脉为胫周穿通静脉（旧称为 Boyd 穿通静脉），位于小腿前内侧。股管穿通静脉分为低位、高位两组，低位股管穿通静脉位于大腿远段，连接大隐静脉和静脉，高位股管穿通静脉位于大腿中段，连接大隐静脉和股静脉。小隐静脉发出的主要穿通静脉包括小腿中段穿通静脉（旧称 May 穿通静脉）和跟腱周围穿通静脉（旧称 Bassi 穿通静脉），前者连接小隐静脉和比目鱼肌静脉，后者连接小隐静脉和腓静脉。正常穿通静脉通过单向瓣膜仅允许血流自浅静脉向深静脉单向流动。当穿通静脉瓣膜功能不全时，血液逆流可发生病理性改变。

网状静脉为位于皮肤和肌筋膜之间的小静脉，管壁薄，外观呈蓝紫色，直径 1～3mm。网状静脉连接大、小隐静脉的分支，并形成小静脉的网状结构系统，被称为外侧皮下静脉系统。该系统主要位于小腿外侧并向上延续至腘窝以上水平。静脉高压下网状静脉可出现功能不全，可导致相应部位的毛细血管扩张。

（二）下肢浅静脉曲张的病理生理

单纯性下肢浅静脉曲张的发病原因，包括静脉瓣膜功能不全、静脉壁薄弱和静脉内压力持久增高。静脉壁薄弱、弹性降低和静脉瓣膜缺陷或结构不良，与遗传因素有关，属"原发性"下肢浅静脉瓣膜关闭不全。血液的重量作用以及任何后天因素使重力作用增加造成静脉瓣膜正常的关闭功能受到损害而形成的静脉曲张属"继发性"。继发性瓣膜关闭不全的诱发因素包括重体力劳动、长时间站立或坐立工作、肥胖、妊娠、长期便秘、慢性咳嗽等；静脉炎史、静脉系统梗阻以及循环血量超过回流负荷均可造成静脉内压力增高而形成静脉曲张。当隐股静脉连接点处的大隐静脉瓣膜遭到破坏而致关闭不全以后，就可影响其远心端的静脉瓣膜和交通支瓣膜，也可通过其属支静脉影响到小隐静脉。由于瓣膜关闭不全可导致血液反流，因浅静脉管壁肌层薄且周围缺少结缔组织，血液反流可引起静脉增长增粗，出现静脉曲张。血液反流导致下肢静脉压增高，静脉血流瘀滞，静脉壁发生营养障碍和退行性变，尤其是血管中层的肌纤维和弹性纤维萎缩变性，被结缔组织替代。部分静脉壁呈囊性扩张而变薄，有些部位因结缔组织增生而增厚，因而血管可呈结节状。静脉瓣膜萎缩、机化，功能丧失。因血流瘀滞、静脉压增高和毛细血管壁的通透性增加，血管内液体、蛋白质、红细胞和代谢产物渗出至皮下组织，引起纤维增生和色素沉着。局部组织缺氧而发生营养不良，抵抗力降低，易并发皮炎、湿疹、溃疡和感染。

二、临床表现

单纯性下肢浅静脉曲张是最常见的周围血管病。其发生常与遗传因素和职业因素有关，多见于经常从事站立工作者。临床上已大隐静脉瓣膜反流导致的静脉曲张最为常见，单纯小隐静脉反流导致的静脉曲张相对少见。

静脉曲张患者出现进行性加重的下肢浅表静脉扩张、隆起和迂曲。发病早期下肢浅静脉轻度纡曲隆起，可无明显症状。随静脉曲张程度进展，逐渐出现足踝区水肿，下肢酸胀、麻木、困乏、沉重感，久站后症状加重，而平卧或肢体抬高后症状明显减轻。若并发血栓性浅静脉炎，局部红肿疼痛明显，曲张静脉呈硬条索状。血栓机化及钙化后，可形成静脉结石。病程较长、曲张静脉较重者，在足靴区或小腿出现皮肤营养性改变，包括皮肤萎缩、脱屑、皮肤色素沉着、湿疹和静脉性溃疡，患者有皮肤瘙痒感。如曲张静脉除有外伤则可造成该处破裂出血，静脉曲张也易并发血栓性浅静脉炎，表现为局部红、肿、热、痛，可触及红肿条索和血栓硬结。曲张静脉团因溃疡侵蚀或外伤致破裂，可发生急性出血。

目前，临床上常用 CEAP 静脉功能评分系统的 C 分级将下肢静脉曲张临床症状分为六期。CEAP 静脉功能评分系统由 1994 年首次被提出，2004 年修订后广泛应用于各种慢性下肢静脉疾病分级及严重程度评分。此系统是将慢性下肢静脉疾病根据临床表现、病因学因素、病变的解剖定位和病理生理改变进行分级。单纯性下肢静脉曲张的病因学因素、病变解剖定位、病理生理改变特征明确，该评分系统 C 分级则在单纯性下肢静脉曲张中有重要临床意义，用于术前对病变程度分级、指导治疗方案和术后评价疗效。

（一）毛细血管扩张或网状静脉扩张

毛细血管扩张指持久性扩张的真皮内小静脉，内径＜1mm，红色或蓝色，呈线状或丝状；网状静脉为蓝色持久性扩张的真皮内小静脉，内径＞1mm 但＜3mm，通常呈扭曲状不同于正常皮内小静脉。

（二）皮下浅静脉扩张

在直立位时腿部可见弯曲增粗的表浅静脉血管，内径＞3mm，高出皮肤，在腿部抬高或平卧后可消失，常有小腿酸胀、易疲劳等不适感觉，并呈扭曲状，可受累大隐静脉、小隐静脉或非隐静脉系统。

（三）静脉性水肿

通常发生于足踝区和小腿，以站立过久或劳累后较明显，晨起时水肿可消退，患肢常比对侧肢体增粗。

（四）皮肤和皮下组织改变

包括皮肤色素沉着、湿疹、皮肤脂肪硬化症或白色萎缩症等。皮肤色素沉着为早期的皮肤改变，常发生于踝周，可向小腿或足部扩展。湿疹表现为红斑、水疱、渗出或鳞屑状皮疹，多发生于曲张静脉周围，或广泛受累整个下肢，又称瘀血性皮炎。皮肤脂肪硬化症表现为小腿下段皮肤和皮下组织的局限性慢性炎症和硬化，有时伴有跟腱的瘢痕和挛缩。白色萎缩症多为圆形的局限性皮肤白色萎缩斑，周围有扩张的毛细血管，有时伴有明显色素沉着。

（五）静脉性溃疡

好发部位在踝周及小腿下 1/3，尤以内踝和足靴区内侧最多见，为全层性的皮肤缺损。C5 和 C6 以静脉性溃疡已愈合（C5）或活动期（C6）为区别，同时可伴有 C4 期各种皮肤及皮下组织改变。

三、检查及诊断

（一）检查

1.下肢静脉功能检查

（1）浅静脉瓣膜功能试验（Trendelenburg 试验）：患者仰卧，抬高下肢使静脉排空，于腹股沟下方束止血带压迫大隐静脉。嘱患者站立，释放止血带后 10 秒内如出现自上而下的静脉曲张则提示大隐静脉瓣膜功能不全。同样原理，在腘窝处束止血带，可检测小隐静脉瓣膜功能。

（2）深静脉通畅试验（Perthes 试验）：患者站立位，于腹股沟下方束止血带压迫大隐静脉，待静脉充盈后，嘱患者用力踢腿或下蹲 10 余次，如充盈的曲张静脉明显减轻或消失，则提示深静脉通畅；反之，则可能有深静脉阻塞。

（3）穿通静脉瓣膜功能试验（Pratt 试验）：患者仰卧，抬高下肢，于腹股沟下方束止血带压迫大隐静脉，先从足趾向上至腘窝缠第一根绷带，再从止血带处向下缠第二根绷带。让患者站立，一边向下解开第一根绷带，一边继续向下缠第二根绷带，如果在两根绷带之间的间隙出现静脉曲张，则提示该处有功能不全的穿通静脉。

2.血管多普勒超声检查

简便，无创，可重复性强。可动态、直观地显示静脉解剖结构的切面图像及彩色血流成像，评估深、浅静脉及穿通静脉瓣膜功能，以及各静脉血管壁、管腔、血流方向、速度、侧支循环、是否合并血栓形成等情况。常常作为单纯性下肢静脉曲张的诊断、术前检查、术后随访的首选方法。

3.下肢静脉造影

有顺行性与逆行性两种造影方法，一般单纯性下肢静脉曲张无必要做此检查，当怀疑合并深静脉病变时，对疾病的鉴别诊断具有重要价值。可了解深静脉系统通畅情况、判断交通支瓣膜功能及解剖部位，为手术结扎交通支提供切口部位，评估深静脉功能。单纯性下肢静脉曲张顺行造影时可见浅静脉明显扩张，穿通静脉可有扩张及逆流，深静脉正常；逆行造影，可见造影剂逆流通过隐股静脉瓣，并显示大隐静脉近端呈囊状扩张，而股静脉瓣膜无逆流。

（二）鉴别诊断

根据患者的病史、体征诊断下肢浅静脉曲张并不困难。但单纯性下肢静脉曲张应与各种原因导致的可继发下肢浅静脉曲张的疾病相鉴别。

1.原发性下肢深静脉瓣膜功能不全

原发性下肢深静脉瓣膜功能不全可继发有下肢浅静脉曲张，但下肢静脉功能不全表现更严重，患者久站时出现明显胀痛和下肢明显肿胀。血管多普勒超声检查和下肢静脉造影检查可明确下肢深静脉瓣膜反流性质及严重程度。

2.下肢深静脉血栓形成后综合征

下肢深静脉血栓形成后血栓阻塞深静脉，血液回流障碍，浅静脉失代偿可引起继发性静脉曲张；病程早期下肢深静脉回流障碍，病程后期血栓机化再通后，静脉瓣膜遭破坏，演变成倒流性病变，代偿性出现浅静脉曲张，下肢水肿，肢体沉重或酸痛感及皮肤营养性变化，可继发患肢淋巴水肿。血栓形成的闭塞期，深静脉通畅试验阳性，血栓再通后，深静脉通畅试验也可阴性。可根据患者既往深静脉血栓病史、血管多普勒超声检查和下肢静脉造影鉴别。

3.慢性髂腔静脉梗阻性疾病

慢性髂腔静脉梗阻性疾病，如髂静脉压迫综合征、布加综合征、血栓后髂静脉闭塞等，因下肢静脉回流受阻可继发下肢浅静脉曲张及下肢静脉功能不全表现。

4.下肢动静脉瘘

先天性动静脉瘘，患肢常较健肢明显增长、粗大；后天性动静脉瘘，多有外伤史。动静脉瘘处局部可以扪及持续性震颤，听诊时可闻及连续性杂音；皮温升高，常继发浅静脉曲张。

5.先天性静脉畸形骨肥大综合征

为一种先天性静脉畸形病变，以葡萄酒色斑痣、肢体浅静脉曲张伴有或不伴有深静脉畸形及骨与软组织增生肥大三联征为主要表现。浅静脉曲张多见于下肢的外侧面，也有患者受累整个肢体。

四、治疗

（一）非手术治疗

非手术治疗法仅能改善症状，适用于以下情况：

（1）病变局限，症状较轻。

（2）妊娠期间发病，鉴于分娩后症状有可能消失，可暂行非手术疗法。

（3）症状虽然明显，但手术耐受力极差者。

1.循序减压

弹力袜或弹力绷带循序减压弹力袜或弹力绷带使曲张静脉处于萎瘪状态，减少静脉管径，降低毛细血管滤过性，加强瓣膜功能。远侧高而近侧低的压力差利下肢静脉回流。此外，还应避免久站、久坐，间歇抬高患肢。

2.药物治疗常用药物

包括马泵种子提取物、地奥司明、七叶皂苷钠、曲克芦丁等。通过增强静脉血管弹性和张力、降低毛细血管通透性、抑制炎症反应、促进静脉血液回流、改善微循环等改善临床症状。

3.硬化剂治疗

硬化剂治疗的基本原理是通过硬化剂的注入，使药物刺激静脉壁，使静脉痉挛、内膜变性、炎症反应发生和内膜硬化。其理想结果是，曲张静脉经注射硬化剂治疗后形成纤维条索，最终被吸收。注射硬化剂后的局部反应与硬化剂的浓度和作用时间相关，治疗不足可能没有效果，治疗过度可以引起血管周围组织破坏及炎症反应强烈。

硬化剂治疗发展初期主要应用液体硬化剂，常用的硬化剂包括5%鱼肝油酸钠、酚甘油液（2%酚溶于25%～30%甘油液中）等。近年来，泡沫硬化剂已广泛应用于临床，逐渐取代液体硬化剂。泡沫硬化剂的优势在于：它不会与血液混合而导致硬化剂浓度被稀释；由于泡沫制剂进入血管内后可迅速占据血管腔而驱走血液，使得药物与静脉壁广泛接触会增加作用时间和接触面积，以提高疗效。泡沫制剂的这些特性使得患者在治疗时可以用低浓度和少量硬化剂就达到满意疗效。此外，泡沫制剂在超声下很容易被直视到，可以在整个治疗过程中监测治疗状况。在超声引导下注射硬化剂可以准确地穿刺到靶血管，监测到制剂在血管腔内弥散情况，以及与静脉壁的接触状况，从而减少穿刺到静脉外或误穿动脉而造成的并发症。

（二）手术治疗

手术是单纯性下肢静脉曲张根本的治疗方法。其手术方法包括三个方面：

（1）大隐静脉反流的处理。

（2）曲张静脉团的处理。

（3）功能不全的交通支静脉的处理。目前还没有一种方法能十全十美地治疗静脉曲张，最佳的方法是取各种方法的优点，结合患者具体情况制定治疗方案。

1.传统手术治疗

传统手术包括高位结扎及大隐静脉的剥脱、交通支的处理以及静脉团的手术切除。根据剥脱器的改进分为普通剥脱和内翻剥脱器，内翻剥脱对周围组织损伤较普通剥脱器小。

（1）术前准备：术前用记号笔标记曲张静脉，均行下肢静脉超声检查，以了解深静脉通畅情况及瓣膜功能是否正常并标记出交通支血管的位置。

（2）手术方法：在腹股沟韧带下约 1.5cm 的卵圆窝处做 2cm 的切口，切开浅筋膜，于卵圆窝内下缘找到大隐静脉，游离，切断并结扎所有属支，在距股深静脉约 0.5cm 处切断大隐静脉，结扎大隐静脉近端，经切断大隐静脉断端向下逆行送入剥脱器，在膝下或踝部大隐静脉主干处做 0.5cm 小切口，引出静脉剥脱器。沿大隐静脉走行注射 TLA 液（0.9%生理盐水 500ml、2%利多卡因 20ml，肾上腺素 1ml），以减少出血及减轻术后疼痛，将剥脱器由远端拉出，逆行、内翻拖出大隐静脉，向大隐静脉血管床再注入 TLA 液 50～100ml，压迫止血。然后按术前标记在有交通支处做 0.3～1cm 的切口，切断，结扎交通支。对于表浅曲张静脉，根据其病变程度、范围选择手术切除或用粗丝线行"8"字缝合，将其闭塞，用弹力绷带加压包扎，术毕。

（3）术后处理：建议术后早期活动，术后持续使用弹力绷带或弹力袜至少 8～10 天。推荐穿弹力袜 1～3 个月。

（4）手术结果：传统手术长期随访结果差异性很大，复发率为 6%～60%，2006 年 Fisher 报道一项多中心的近 7 年的随访结果，复发率在 19.2%。目前国际上比较认可的结果在 20%左右。复发的原因为：手术不彻底（包括大隐静脉剥脱不完全和交通支未处理），解剖异常，疾病继续发展，肥胖和血管新生等。

2.腔内激光治疗（EVLT）

激光的特性是可以通过光纤能够传递热能量使管腔收缩、内膜损伤继而迅速机化并形成纤维条索，最终使静脉闭合，以达到消除反流的目的。

（1）术前准备：同传统手术。

（2）手术方法：在下肢消毒前，先用 18G 套管针做患肢踝静脉穿刺，肝素帽封管备用。常规消毒铺巾，将患肢垫高 30°；由套管针处置入 0.035mm 超滑导丝，引导 5F 可透光造影导管至股隐静脉交界点以远 1～2cm 处（可通过术中超声定位），肝素盐水封管留置。如套管针穿刺踝静脉失败或经套管针导入超滑导丝、导管失败，可在术前标记明显曲张且有交通支处切开皮肤，切断交通支并找到大隐静脉主干，在此处沿主干导入造影导管。打开激光引导光源，沿造影导管置入激光光纤，引导光源可透过皮肤，准确将激光光纤送至股隐静脉交界点以远 1～2cm 处，激光发射仪设定参数，准备发射激光治疗。其手术有以下 2 种治疗方法。

①间断治疗法，设定参数功率 12W，作用时间 1 秒，间隔时间 1 秒，此种设定后，激光间断发射，激光发射时激光纤维停留，间隔时回撤光纤，速度以 0.5cm/s 为宜，此种方法疗效取决于静脉的直径，其缺点是治疗不均匀。

②连续治疗法，激光以连续方式发射，光纤也连续回撤，此时作用能量取决于设定发射量和回撤速度；是否作用均匀取决于术者回撤光纤的状况。除参数设定正确外，大隐静脉直径也是治疗效果的重要因素，对于直径粗大且静脉壁较厚的患者可适当减缓退行速度，而对主干细且壁较薄的患者可适当加快激光退行速度；助手用手沿大隐静脉行程压迫，闭合大隐静脉全程。

（3）手术禁忌证：如果患者有静脉炎史、血小板减少症、大隐静脉迂曲严重或脉囊性扩张以及大隐静脉十分表浅时，不适合采用激光治疗。

（4）术后处理：同前。

（5）手术结果：目前仅有中短期手术结果发表，报告只提到大隐静脉闭合率，而静脉曲张复发率很少提及。在 1～3 年随访时，大隐静脉闭塞率在 95%左右，3 年的复发率有报道是 6%。

3.射频腔内闭合术

射频腔内闭合术是通过射频治疗系统将射频能量传递到静脉壁，足够的热量作用于静脉壁，使胶原质收缩、内皮细胞裸露，从而导致静脉壁增厚、管腔闭合。目前最先进的射频腔内闭合系统为 ClosureFAST 系统（美国 VNUS 医疗技术公司），以节段性消融为特点，治疗大静脉及小隐静脉的反流。ClosureFAST 导管远端附有 1 个 7cm 长的双极电极，其机制为该电极直接作用于静脉壁释放射频能量，与静脉壁的直接接触导致血管内皮损伤、静脉壁胶原纤维收缩至血管闭合及血管内血栓形成，最终导致静脉内纤维化，新的胶原基质形成致使静脉管腔收缩最终血管闭合。

（1）手术方法：取仰卧位，将患肢垫高约 30°，根据静脉的直径大小选择治疗合适直径的电极导管；采用静脉穿刺或静脉切开方法，将血管鞘导入静脉内备用，将治疗电极导管与主机相连并连接好肝素盐水。沿大隐静脉走行皮下注入 TLA 液，经血管鞘将治疗电极导管置入大隐静脉主干，电极头端送至股隐静脉交界处以远 1～2cm。治疗开始时，打开射频发生器，备好射频装置，应用 ClosureFAST 系统节段性消融技术时，每 20 秒治疗时间针对性治疗每 7cm 静脉节段。按下导管手柄的按钮即可释放射频能量，每 20 秒治疗周期完成，能量释放自动停止。治疗起始部位时需要 2 个 20 秒治疗周期可达到静脉有效地闭合。此外，针对静脉瘤或局部扩张明显的静脉段，由操作者决定必要时也应用进行两个 20 秒治疗周期。在每个 20 秒治疗周期中，能量开始释放后 5 秒内温度即达到 120℃，如果 5 秒内未达到这个温度值，该节段静脉应再进行 1 个 20 秒治疗周期。射频发生器监控整个治疗周期内的所有参数，如果参数未达到有效值会报警提醒操作者。同一节段静脉不能接受 3 个以上的治疗周期。完成每个 7cm 节段静脉的治疗后，在导管轴上应用 1 个 6.5cm 长的分段标志物将导管回撤至下 1 个节段。6.5cm 的空间使相邻两节段存在 0.5cm 的重叠，以避免两节段间存在未治疗区域。重复进行这一过程直至靶静脉全段完成治疗，全过程一般需要 1～5 分钟，时间取决于病变静脉的长度和治疗节段的数量。

（2）手术结果：目前报道 3～5 年射频治疗后的大隐静脉闭合率在 85% 左右。

4.透光直视旋切术

透光直视旋切术（TIPP）方法适合于曲张静脉团的治疗，尤其适合大面积广泛而严重静脉曲张团。透光旋切仪器由电动组织旋切器及内镜照明装置组成。

治疗方法在完成对大隐静脉主干反流处理后，根据静脉曲张的范围设计切口（2～6 个，长 0.3～0.5cm），以照明光棒和电动组织旋切器均能达到为标准。一切口置入照明光棒，以此透射皮下曲张的静脉团并注入 TLA 液，该液体通过一个直接连于照明光棒的加压灌输装置进行灌注，灌注压力 200～400mmHg。关闭手术室灯光，将照明光棒自切口送入静脉深处，暗色条状的曲张静脉就会被映照在皮肤上。从另一切口导入电动组织旋切器。该装置含有一个旋转的管状刀头，于曲张静脉平面内沿着曲张静脉的行走慢慢推进，将组织旋切器刀头窗口对准曲张静脉，启动开关，该处的曲张静脉会被吸入并在直视下被碎解，同时立刻被连接在旋切器手柄后方的吸引器吸出。吸引器选择 400～700mmHg 的压力，可确保所有的曲张静脉均被切除。照明光棒和旋切器可在任一切口进行交换操作，使其能在切口最少的情况下进行最大面积的切除。透光直视旋切术对静脉团的处理十分理想，治疗彻底，但创伤较大，TLA 液充分冲洗有助于抑制出血及血肿形成，并助于术后镇痛。

5.局部麻醉下选择性静脉曲张切除术（SAVLA）

腔内血管技术（激光、射频）的开展，对传统的腹股沟处大隐静脉切断结扎做法的必要性提出质疑，有学者发现，在行血管腔内闭合大隐静脉后，隐-股连接点处的反流有恢复的现象。也有学者发现，在切除完大隐静脉的属支后，大隐静脉主干内的反流消失。还有报道称，大隐静脉反流处理后，深静脉反流消失，以及大隐静脉远端属支处理后，近段大隐静脉直径缩小。以上种种现象促使人们提出了下肢静脉曲张的新的病理生理概念，即静脉曲张开始于最薄壁，最浅表的静脉网水平。根据超声波的检查，数目众多的文章发表已经对传统认为的大隐静脉反流从上至下发展的共识提出异议，同时他们提出了曲张静脉起源于远端或多点自下而上发展的假说。有相当多的下肢静脉曲张患者在超声波检查时并未发现有隐-股连接点处的反流现象也支持这样的假设。在一项有关静脉反流的程度与年龄的研究中，研究者对 2275 例研究对象进行下肢静脉超声检查时也发现静脉反流有从下至上顺行发展的趋势，即反流先从浅表的大隐静脉属支开始，扩展到大隐静脉，最后止于隐-股连接点处。根据这样的假设，我们认为，如果患者大隐静脉未发现有反流现象而发生静脉曲张，则切除静脉曲张可以避免反流向大隐静脉发展。另外，如果患者的大隐静脉有反流但程度不重，切除属支曲张静脉则有可能使大隐静脉的反流恢复，从而减小手术创伤，保留大隐静脉。局麻下选择性静脉曲张切除术由此产生，此手术是真正意义上的微创手术方法，且保留了大隐静脉，最大程度地减少因处理大隐静脉而造成的隐神经损伤的并发症。据部分文献报道，该手术术后 2～3 年的随访结果，大隐静脉血流动力学改善率达 90%，临床症状缓解率达 80%～90%，外观改善率达 90%，静脉曲张复发率 15.7%，与传统手术结果相近。但该方法远期结果有待研究，另外，该理论还需得到绝大多数专家的认可。

6.其他治疗静脉曲张的方法

（1）超声引导下/透视下大隐静脉主干硬化剂注射治疗通过硬化剂对静脉壁的作用使静脉闭合。

（2）电凝法：将电凝导管送入大隐静脉主干内，另一端与手术电刀连接，将大隐静脉通过热损伤将其闭合。

（3）微波法：将微波腔内辐射器置入大隐静脉主干内，采用 2450MHz 微波将大隐静脉热凝固封闭。

综上所述，静脉曲张的手术治疗由对大隐静脉反流的处理，对交通支的处理及曲张静脉的处理三部分组成。每一部分的处理方法多种多样，在临床中应结合各种方法治疗。随着对静脉曲张疾病的深入认识，新技术的不断出现，血管外科医生在治疗大隐静脉曲张的手术方法上有了更多的选择，由于目前还没有哪一种方法是治疗静脉曲张最为有效和完美的方法，因此，根据患者不同病情，患者意愿，并结合各自医院的仪器设备给予个性化治疗是今后的方向。

（三）并发症及其处理

单纯性下肢静脉曲张病变较重且长期未经治疗者，可发生血栓性静脉炎、瘀积性皮炎、静脉性溃疡、曲张静脉团破溃出血等并发症。其处理方法如下。

1.血栓性静脉炎

血栓性静脉炎为下肢静脉曲张常见的并发症。表现为局部疼痛，静脉表面皮肤潮红、肿胀，皮温升高，静脉呈索条状或团块状，伴压痛。治疗应抬高患肢，局部热敷或理疗，穿弹力袜，多不需应用抗生素，当合并全身感染或局部皮肤细菌感染可适当应用抗生素治疗。待炎症控制后行手术切除受累静脉，而且解决静脉曲张的根本问题。若发现血栓扩展，有向深静脉蔓延趋向者，应早期施行高位结扎术。

2.瘀积性皮炎

多位于足靴区，严重者可广泛受累整个小腿。早期表现为皮肤红斑，有轻度鳞屑，伴皮肤瘙痒，逐渐出现皮肤粗糙、脱屑、渗液，皮肤增厚、皲裂，呈苔藓化样损害。反复发作或加重，以冬季为甚。皮肤易继发葡萄球菌或链球菌感染。治疗包括休息时抬高患肢，应用弹力袜或弹力绷带改善静脉回流，避免长久站立或重体力劳动。合并感染者选择敏感抗生素控制，保持局部清洁和干燥，分泌物多时，可先用0.1%~0.5%依沙吖啶湿敷，待分泌物减少后再外用药物。其治疗的根本方法是针对静脉曲张手术治疗，减少下肢静脉高压及静脉瘀血，通过改善下肢内环境缓解症状。

3.静脉性溃疡

为下肢静脉曲张病情进展后期常见的并发症。多发生于足靴区和小腿下端前内侧。溃疡肉芽苍白水肿，表面稀薄分泌物，周围皮肤色素沉着，有皮炎和湿疹样变化，有时呈急性炎症发作。局部治疗以控制感染和保持创面清洁为主。加压疗法为静脉性溃疡非手术治疗的主要措施，包括应用弹力袜、弹力绷带、间歇性气囊加压疗法等，改善静脉汇率，促进溃疡愈合。而手术治疗是静脉性溃疡的首选方法，包括对浅静脉主干反流的手术治疗、溃疡周围曲张静脉团缝扎及穿通支结扎手术。对面积较大的溃疡可同期或二期行溃疡清创、皮肤移植术或游离皮瓣移植术。

4.曲张静脉破裂出血

曲张静脉团因静脉压力较高，静脉壁缺乏弹性，在轻微外伤下即可出血甚至自发出血，出血特点为出血量多且多无痛觉，很难自行停止。出血发生后应紧急处理：立刻抬高患肢，加压止血，有明显破裂的静脉可予缝扎止血。手术治疗下肢静脉反流及切除曲张静脉团是根本的治疗方法。

第五章 新生儿疾病

第一节 新生儿窒息

新生儿窒息是指新生儿出生后无自主呼吸或呼吸抑制而导致低氧血症、高碳酸血症和代谢性酸中毒,是引起新生儿死亡和儿童伤残的重要原因之一。

一、病因及发病机制

(一)病因

凡是影响胎盘或肺气体交换的任何因素均可引起窒息。主要与胎儿在宫内所处的环境及分娩过程等密切相关。

1.孕母的因素

孕母有慢性或全身性疾病,如心、肺功能不全、糖尿病、高血压、严重贫血等;妊娠并发症如妊娠高血压综合征等;孕妇吸烟或被动吸烟、吸毒、年龄<16岁或≥35岁及多胎妊娠等。

2.胎盘因素

前置胎盘、胎盘早剥或胎盘老化等。

3.脐带因素

脐带脱垂、绕颈、打结或过短等。

4.胎儿因素

早产儿、巨大儿;先天性畸形,如食管闭锁、肺膨胀不全、先天性心脏病等;羊水、黏液或胎粪吸入阻塞呼吸道;宫内感染等。

5.分娩因素

宫缩乏力、头盆不称、胎位不正等;使用高位产钳、胎头吸引、臀助产术等;产程中麻醉药、镇痛药或催产素使用不当等。

（二）发病机制

1.呼吸改变

胎儿或新生儿缺氧初期，呼吸代偿性加深加快，如缺氧未及时纠正，随即转为呼吸停止、心率减慢，称原发性呼吸暂停。此时患儿肌张力存在，血压稍升高，循环尚好，但有发绀。此阶段若病因解除，经清理呼吸道和物理刺激即可恢复自主呼吸。若缺氧持续存在，则出现喘息样呼吸，继而出现呼吸停止，称继发性呼吸暂停。此时肌张力消失，心率和血压持续下降，此阶段如无外界正压呼吸帮助则无法恢复自主呼吸而死亡。

2.各器官缺血缺氧改变

缺氧和酸中毒可引起机体内血液重新分布，肺、肠、肾、肌肉和皮肤等非生命器官血管收缩，血流量减少，以保证生命器官如脑、心和肾上腺等的血流量。如缺氧持续存在，无氧代谢使代谢性酸中毒进一步加重，体内储存糖原耗尽，脑、心肌和肾上腺的血流量也减少，导致心肌功能受损，心率和动脉血压下降，生命器官供血减少，脑损伤发生。非生命器官血流量则进一步减少而导致各脏器受损。

二、临床表现

1.胎儿缺氧（宫内窒息）

早期有胎动增加，胎心率≥160/分钟；晚期则胎动减少，甚至消失，胎心率＜100/分钟；羊水被胎粪污染呈浅绿色、黄绿色甚至棕黄色。

2.新生儿窒息诊断和分度

Apgar 评分是一种简易的临床评价新生儿有无窒息及其程度的方法，由麻醉科医生 Apgar 博士首先提出而命名。内容包括皮肤颜色、心率、对刺激的反应、肌张力和呼吸五项指标；每项 0～2 分，共 10 分，8～10 分为正常，4～7 分为轻度窒息，0～3 分为重度窒息。分别于生后 1 分钟、5 分钟和 10 分钟进行，如新生儿需复苏，15、20 分钟仍需评分。美国儿科学会和妇产科学会 1996 年共同制定了以下窒息诊断标准：①脐动脉血气分析显示严重代谢性或混合性酸中毒，pH＜7。②Apgar 评分 0～3 分，且持续时间＞5 分钟。③有神经系统表现，如惊厥、昏迷或肌张力低。④多脏器受损。

3.多器官受损表现

窒息可造成多器官受损，不同组织细胞对缺氧的易感性不同，其中脑细胞最敏感，其次为心肌、肝和肾上腺；而纤维、上皮及骨骼肌细胞耐受性较高。①中枢神经系统：缺氧缺血性脑病和颅内出血。②呼吸系统：羊水或胎粪吸入综合征、急性呼吸窘迫综合征及肺出血等。③心血管系统：持续性肺动脉高压和缺氧缺血性心肌损害，表现为心律失常、心力衰竭、心源性休克等。④泌尿系统：肾衰竭和肾静脉血栓形成等。⑤代谢方面：低血糖或高血糖、低钙及低钠血症等。⑥消化系统：应激性溃疡、坏死性小肠结肠炎及黄疸加重或时间延长等。

三、实验室检查

对宫内窒息的胎儿，可通过羊膜镜了解羊水胎粪污染程度或胎头露出宫口时取头皮血做血气分析，评估宫内窒息程度；生后应检测动脉血气分析、血糖、电解质、血尿素氮和肌酐等各项生化指标。

四、治疗

生后应立即进行复苏及评估，而不能延迟至1分钟Apgar评分后再进行。

1.ABCDE复苏方案

采用目前国际公认的ABCDE复苏方案。A清理呼吸道，B建立呼吸，C维持正常循环，D药物治疗，E评估。前三项最重要，其中A是根本，B是关键，评估始终贯穿于整个复苏过程中。

2.复苏程序

（1）最初复苏步骤（要求在生后30秒内完成）。①保暖：婴儿娩出后立即置于预热的开放式抢救台上。②减少散热：用温热干毛巾揩干头部及全身。③摆好体位：肩部以布卷垫高2～3cm，使颈部轻微伸仰。④清理呼吸道：立即吸净口、咽和鼻腔的黏液，吸引时间不应超过10秒。⑤触觉刺激：经上述处理后婴儿仍无呼吸，可拍打足底1～2次或摩擦背部皮肤刺激呼吸。

（2）建立呼吸。①触觉刺激后如出现正常呼吸，心率＞100/分钟，皮肤红润或仅手足发绀可予以观察。②如无规律呼吸或心率＜100/分钟，应立即用复苏气囊进行面罩正压通气。30秒后重新评估，处理同前，如无规律性呼吸或心率＜100/分钟，还需进行气管插管正压通气。

（3）维持正常循环。如气管插管正压通气30秒后，心率＜60/分钟，应同时进行胸外心脏按压。用双拇指或中食指按压胸骨中下1/3交界处或双乳头与前正中线交界处，频率为100～120次/分钟，按压深度儿童（一岁至青春期）至少为胸部前后径的1/3，大约5cm，婴儿（不足一岁，新生儿除外）至少为胸部前后径的1/3，大约4cm。

（4）药物治疗。①肾上腺素：经胸外心脏按压30秒后，心率仍＜60/分钟，应立即给予1：10000肾上腺素0.1～0.3mL/kg，静脉注射或气管滴入，5分钟后可重复一次。②扩容剂：应用肾上腺素30秒后，如心率＜100/分钟，并有血容量不足表现时，给予生理盐水扩容，剂量为每次10mL/kg，于10分钟以上缓慢静脉滴注。③碳酸氢钠：经上述处理无效，确定有严重代谢性酸中毒，可给予5%碳酸氢钠3～5mL/kg，加等量5%葡萄糖液，缓慢静脉滴注。④多巴胺或多巴酚丁胺：扩容后有循环不良者可加用多巴胺或多巴酚丁胺每分钟5～20μg/kg，静脉滴注。使用时应从小剂量开始，根据病情逐渐增加剂量，最大不超过每分钟20μg/kg。⑤纳洛酮：仅用于其母产前6小时内用过吗啡类麻醉或镇痛药所致新生儿呼吸抑制时，每次0.1mg/kg，静脉或气管内注入。

3.复苏后监护与转运

复苏后仍需监测体温、心率、呼吸、血压、尿量、肤色及窒息引起的多器官损伤，如并发症严重，需转运到NICU治疗，转运中需注意保暖、监测生命指标和给予必要的治疗。

五、预防

加强围产期保健，发现高危妊娠及时处理。加强胎儿监护，避免宫内窒息。大力培训产、儿科医护人员，完善复苏设备，推广ABCDE复苏技术。

第二节 新生儿肺透明膜病

新生儿肺透明膜病又称新生儿呼吸窘迫综合征，是由于缺乏肺表面活性物质，呼气末肺泡萎陷，致使出生后不久出现进行性加重的呼吸窘迫和呼吸衰竭。主要见于早产儿，胎龄愈小，发病率愈高。

一、病因与发病机制

肺表面活性物质是由肺泡II型上皮细胞分泌，于孕18～20周开始产生，缓慢增加，35～36周迅速增加达到肺成熟水平。肺表面活性物质覆盖在肺泡表面，可降低其表面张力，防止呼气末肺泡萎陷，保持功能残气量，稳定肺泡内压，减少液体自毛细血管向肺泡渗出。

由于肺表面活性物质不足或缺乏，肺泡萎陷，肺泡难以充分扩张，潮气量和肺泡通气量减少，导致 CO_2 潴留（呼吸性酸中毒）。肺通气量减少，而肺血流相对正常，通气/血流值降低，引起缺氧，导致代谢性酸中毒。缺氧及混合性酸中毒使肺毛细血管通透性增高，导致肺间质水肿和纤维蛋白沉着于肺泡表面形成嗜伊红透明膜，加重气体弥散障碍，加重缺氧和酸中毒，进而抑制肺表面活性物质合成，形成恶性循环。

二、临床表现

生后2～6小时（严重者生后即刻）出现呼吸窘迫，表现为呼吸急促（＞60/分钟）、发绀、鼻翼扇动、吸气性三凹征和明显的呼气呻吟。呼吸窘迫呈进行性加重是本病特点。严重时呼吸浅表，呼吸节律不整、呼吸暂停及四肢松弛。体格检查可见胸廓扁平，听诊呼吸音减低，可闻及细湿啰音。恢复期由于肺动脉压力降低，易出现导管水平的左向右分流即动脉导管开放。表现为喂养困难，呼吸暂停，水冲脉，心率增快或减慢，心前区搏动增强，胸骨左缘第2肋间可听到收缩期或连续性杂音，严重者可出现心力衰竭。一般生后第2、3天病情严重，由于3天后肺表面活性物质的合成和分泌自然增加，4～5天达正常水平，故

3 天后病情将明显好转。并发颅内出血及肺炎者病程较长。

三、实验室检查

1.实验室检查

①泡沫试验：将患儿胃液 1mL 加 95%，酒精 1mL，振荡 15 秒，静置 15 分钟后沿管壁有多层泡沫表明肺表面活性物质多可除外呼吸窘迫综合征，无泡沫表明肺表面活性物质少可考虑为呼吸窘迫综合征，两者之间为可疑。②卵磷脂/鞘磷脂（L/S）值：羊水或患儿气管吸引物中 L/S≥2 提示"肺成熟"，1.5～2 为可疑，＜1.5 为"肺未成熟"；肺表面活性物质中其他磷脂成分的测定也有助于诊断。③血气分析：PaO_2、pH 下降及 $PaCO_2$ 增高。

2.X 线检查

X 线检查是目前确诊呼吸窘迫综合征最佳方法。X 线胸片有特征性表现：毛玻璃样改变、支气管充气征、重者呈"白肺"。动态拍摄 X 线胸片有助于诊断及治疗效果的评估。

四、诊断

典型的临床表现和 X 线胸片即可确诊，必要时可做泡沫试验。如出生 12 小时后出现呼吸窘迫，一般不考虑本病。

五、治疗

应采取综合急救措施使患儿度过极期，目的是保证通换气功能正常，待患儿自身肺表面活性物质产生增加，呼吸窘迫综合征得以恢复。机械通气和应用肺表面活性物质是治疗的重要手段。

1.一般治疗

监测生命体征，注意保温，保证液体和营养供应，纠正酸中毒，若合并感染，依据细菌学培养和药敏结果选择相应抗生素治疗。

2.氧疗和辅助通气

（1）吸氧：根据发绀程度选用鼻导管、面罩或头罩吸氧，因早产儿易发生氧中毒，故以维持 PaO_2 在 6.7～9.3kPa（50～70mmHg）和经皮血氧饱和度 85%～93%为宜。

（2）持续气道正压或常频机械通气。

3.肺表面活性物质替代疗法

肺表面活性物质目前已常规用于预防或治疗呼吸窘迫综合征，可明显降低呼吸窘迫综合征的病死率及气胸发生率，同时可改善肺顺应性和通换气功能，降低呼吸机参数。

六、预防

加强高危妊娠和分娩的监护及治疗，预防早产。对孕 24～34 周需提前分娩或有早产迹象的胎儿，出生 48 小时前给予孕母肌内注射地塞米松或倍他米松。对胎龄 24～34 周的早产儿，生后 30 分钟内可常规应用肺表面活性物质，若条件不允许也应争取 24 小时内应用。

第三节 新生儿黄疸

新生儿黄疸是因胆红素在体内聚积引起的皮肤或其他器官黄染。分为生理性和病理性黄疸两种。新生儿血中胆红素＞86～120 μmol/L（5～7mg/dL）可出现肉眼可见的黄疸。部分病理性黄疸可引起胆红素脑病（核黄疸），严重者病死率高，存活者多留有后遗症。

一、新生儿胆红素代谢特点

1.胆红素生成过多

新生儿胆红素是血红素的分解产物，约 80% 来源于血红蛋白，20% 来源于肝脏和其他组织中的血红素及骨髓中红细胞前体。新生儿每日生成的胆红素为 8.8mg/kg，成人则为 3.8mg/kg；胎儿时期血氧分压低，红细胞数量代偿性增加，出生后氧分压升高，大量的红细胞破坏，且新生儿红细胞寿命短（早产儿低于 70 天，足月儿约 80 天，成人为 120 天），血红蛋白的分解速度是成人的 2 倍。

2.白蛋白结合胆红素能力不足

胆红素进入血循环，与白蛋白联结后，运送到肝脏进行代谢。与白蛋白结合的胆红素，不能透过细胞膜及血脑屏障引起细胞和脑组织损伤。刚出生的新生儿常有不同程度的酸中毒，可减少胆红素与白蛋白联结。早产儿胎龄越小，白蛋白含量越低，其结合胆红素的量也越少。

3.肝细胞处理胆红素能力差

未结合胆红素进入肝细胞后，与 Y、Z 蛋白结合，经胆汁排至肠道。新生儿出生时肝细胞内 Y 蛋白含量极少，肝细胞内尿苷二磷酸葡萄糖醛酸基转移酶含量也低，因此，生成结合胆红素的量较少。出生时肝细胞将结合胆红素排泄到肠道的能力暂时低下，早产儿尤为明显，可出现暂时性肝内胆汁淤积。

4.肠肝循环特殊

成人肠道内的结合胆红素，被细菌还原成尿胆原及其氧化产物，大部分随粪便排除，小部分被结肠吸收后，由肾脏排泄和经门静脉至肝脏重新转变为结合胆红素，再经胆管排泄，即胆红素的"肠肝循环"。新生儿出生时肠腔内具有 β-葡萄糖醛酸苷酶，可将结合胆红素转变成未结合胆红素，加之肠道内缺乏细菌，导致未结合胆红素的产生和吸收增加。此外，胎粪含 80～180mg 的胆红素，如排泄延迟，可使胆红素吸收增加。

当新生儿饥饿、缺氧、脱水、酸中毒、头颅血肿或颅内出血时，更易出现黄疸或使原有黄疸加重。

二、新生儿黄疸分类

1.生理性黄疸

由于新生儿胆红素代谢特点，50%～60%的足月儿和80%的早产儿出现生理性黄疸，其特点为：一般情况良好，足月儿生后 2～3 天出现黄疸，4～5 天达高峰，5～7 天消退，最迟不超过 2 周；早产儿黄疸多于生后 3～5 天出现，5～7 天达高峰，7～9 天消退，最长可延迟到 4 周。足月儿血清胆红素＜205 μmol/L（12mg/dL），早产儿＜255 μmol/L（15mg/dL）。每日血清胆红素升高＜85 μmol/L（5mg/dL）。

2.病理性黄疸的特点

①出现过早：生后 24 小时内出现。②程度过重：血清胆红素足月儿＞221 μmol/L，早产儿＞257 μmol/L，每日血清胆红素升高＞85 μmol/L。③持续时间长：足月儿黄疸时间超

过 2 周，早产儿超过 4 周。④黄疸退而复现。⑤血清结合胆红素＞34 μ mol/L。符合其中任何一项者即可诊断为病理性黄疸。

三、常见的病理性黄疸

（一）新生儿溶血病

新生儿溶血病是指母、子血型不合引起的同族免疫性溶血。ABO 血型不合最为常见，Rh 血型不合较少见。

1.病因及发病机制

ABO 溶血主要发生在母亲为 O 型而胎儿为 A 型或 B 型的情况下。母亲不具有的胎儿显性红细胞 A 或 B 血型抗原（由父亲遗传）通过胎盘进入母体（分娩时），刺激母体产生相应抗体，当再次怀孕（其胎儿 ABO 血型与上一胎相同），不完全抗体（IgG）进入胎儿血循环，与红细胞相应抗原结合，形成致敏红细胞，被单核-吞噬细胞系统破坏引起溶血。由于自然界存在 A 或 B 血型物质如某些植物、寄生虫、伤寒疫苗、破伤风及白喉类毒素等，O 型母亲在第一次妊娠前，已接受过 A 或 B 血型物质的刺激，血中抗 A 或抗 B（IgG）效价较高，因此怀孕第 1 胎时抗体也可进入胎儿血循环引起溶血。

Rh 溶血是母亲 Rh 阴性（缺乏 D 抗原），而胎儿红细胞具有 D 抗原（Rh 阳性），母亲所产生的 DIgG 抗体在进入胎儿身体后即产生免疫性溶血。由于自然界无 Rh 血型物质，Rh 溶血病一般不发生在第 1 胎。当 Rh 阴性母亲既往输过 Rh 阳性血或有流产或人工流产史，因其怀孕前已被致敏，故第 1 胎可发病。

2.临床表现

症状轻重取决于溶血程度，ABO 溶血病相对较轻，Rh 溶血病临床表现相对较重，严重者甚至死胎。

（1）黄疸：多数 ABO 溶血病的黄疸在生后第 2～3 天出现，而 Rh 溶血病一般在 24 小时内出现并迅速加重。血清胆红素以未结合胆红素升高为主，如溶血严重可造成胆汁淤积，结合胆红素升高。

（2）贫血：程度不一，重症 Rh 溶血病患儿生后即可有严重贫血或伴心力衰竭。如患儿抗体持续存在，贫血可持续至生后 3～6 周。

（3）肝脾大：Rh 溶血病患儿多有不同程度的肝脾增大，ABO 溶血病很少发生。

（4）并发症：严重者可出现胆红素脑病。

3.实验室检查

（1）血型及血常规检查：母、子血型不合；患儿红细胞数和血红蛋白明显降低。

（2）改良直接抗人球蛋白试验：即改良 Coombs 试验，测定患儿红细胞上结合的血型抗体，为确诊试验。

（3）抗体释放试验：测定患儿红细胞上结合的血型抗体，也为确诊试验。

（4）游离抗体试验：测定患儿血清中来自母体的血型抗体。用于估计是否继续溶血和换血效果，但不是确诊试验。

4.诊断

既往有不明原因的死胎、流产、新生儿有重度黄疸和贫血的孕妇及其丈夫均应进行 ABO 和 Rh 血型检查进行产前诊断；生后诊断可根据母子血型不合，新生儿早期出现黄疸，改良 Coombs 或抗体释放试验阳性即可确诊。

5.治疗

（1）产前治疗。进行血浆置换、宫内输血等方法治疗，孕妇于预产期前 1～2 周口服苯巴比妥。

（2）新生儿治疗。①光照疗法：未结合胆红素在光的作用下，转变成水溶性异构体，经胆汁和尿液排出。一般选用波长 425～475nm 的蓝光，日光灯或太阳光也有一定疗效。使用蓝光治疗光疗箱以单面光 160W、双面光 320W 为宜，双面光优于单面光；上、下灯管距床面距离分别为 40cm 和 20cm；光照时，婴儿双眼用黑色眼罩保护，以免损伤视网膜，除会阴、肛门部用尿布遮盖外，其余均裸露，持续照射时间以不超过 3 天为宜。光疗可出现发热、腹泻和皮疹等副作用，但多不严重，可继续光疗，光疗时皮肤呈青铜色即青铜症，此时应停止光疗，青铜症可自行消退。此外，光疗时应适当补充水分及钙剂。②药物治疗：为减少胆红素脑病的发生，输血浆每次 10～20mL/kg 或白蛋白每次 1g/kg。使用肝酶诱导剂苯巴比妥每日 5mg/kg，也可加用尼可刹米每日 100mg/kg，分 2～3 次口服，共 4～5 日。纠正代谢性酸中毒，应用 5%碳酸氢钠提高血 pH，以利于未结合胆红素与白蛋白联结。③换血疗法：选择合适血型，一般选用脐静脉或其他较大静脉进行换血，换血量为患儿血量的 2 倍（150～180mL/kg），目的是换出部分血中游离抗体、致敏红细胞和胆红素，纠正贫血。

（二）新生儿肝炎综合征

多由病毒引起的以皮肤黄染、粪便颜色变浅和肝大为临床特征的慢性感染性疾病。起病隐匿，重者可发展成肝硬化、肝功能衰竭而死亡。

1.病因

多数为胎儿宫内感染或分娩时感染引起，常见有乙型肝炎病毒、巨细胞病毒、风疹病毒、单纯疱疹病毒、肠道病毒及 EB 病毒等。

2.临床表现

胎儿早期感染可致多发性畸形、死胎及流产，妊娠后期及新生儿期感染，其黄疸常发生在生后数天或 3～4 周，逐渐加重，可伴有呕吐、厌食或体重不增，粪便可由黄色转变为灰白色，尿色变深，肝大、肝功能损害。

3.实验室检查

肝功能检查：丙氨酸氨基转移酶（ALT）、直接和未结合胆红素均升高。甲胎蛋白测定为阳性。病原学检查可确定病原。

4.治疗

包括营养、保肝、短期激素疗法及根据病原学检查选择敏感药物治疗等。

（三）新生儿胆管闭锁

新生儿胆管闭锁是新生儿期阻塞性黄疸的常见原因。

1.病因

病因目前尚不明确，多数因在宫内病毒感染导致生后进行性胆管炎、胆管纤维化和胆管闭锁。

2.临床表现

出生时多数正常，一般于生后 1～3 周或更晚出现黄疸，呈进行性加重；粪便逐渐变为白色，尿色如茶；肝脏进行性肿大伴肝功能损害，逐渐发展为肝硬化。

3.治疗

强调早发现、早手术，提高成活率。

第四节 新生儿败血症

新生儿败血症是指病原体侵入新生儿血液循环，并在其中生长、繁殖、产生毒素而造成的全身性感染性疾病，其发病率占活产儿的 1%～10%，病死率为 13%～50%。

一、病因和发病机制

1.病原菌

在我国以葡萄球菌最多见，其次为大肠杆菌等革兰阴性杆菌。近年来随着 NICU 的发展，静脉留置针、气管插管和广谱抗生素的广泛应用以及极低出生体重儿存活率明显提高，表皮葡萄球菌、绿脓杆菌、克雷伯氏菌、肠杆菌等机会致病菌，产气荚膜梭菌、厌氧菌以及耐药菌株所致的感染有增加趋势。空肠弯曲菌、幽门螺杆菌等已成为新的致病菌。

2.解剖生理特点

非特异性免疫功能和特异性免疫功能均差，如新生儿皮肤黏膜柔嫩易损伤，屏障功能差；脐残端未完全闭合，离血管近，细菌易进入血液；呼吸道纤毛运动差；胃液酸度低，胆酸少，杀菌力弱，肠黏膜通透性高；血脑屏障功能不全等，均有利于细菌侵入血循环。新生儿体内 IgG 含量低，尤其早产儿含量更低易感染；IgM 和 IgA 分子量较大，不能通过胎盘等。

3.感染途径

①出生前感染：孕母有感染时，致病菌可通过血行感染胎儿。②出生时感染：分娩时，

因胎膜早破、产程延长，细菌上行污染羊水，胎儿吞下或吸入羊水后感染；助产过程消毒不严引起感染。此型感染发病较早，多在生后 3 天内，多为革兰阴性杆菌感染。③出生后感染：主要的感染途径，细菌经脐部、皮肤、黏膜、呼吸道或消化道等侵入血液，尤以脐部多见。此型发病多较晚，多为革兰阳性球菌。

二、临床表现

新生儿败血症缺乏特异性表现。根据发病时间分早发型和晚发型。

（一）分型及特点

1.早发型

生后 7 天内起病；感染发生在出生前或出生时，多为母亲垂直传播引起，病原菌以大肠杆菌等革兰阴性杆菌为主；常呈暴发性多器官受累，病死率高。

2.晚发型

出生 7 天后起病；感染发生在出生时或出生后，由水平传播引起，病原菌以葡萄球菌、机会致病菌为主；常有脐炎、肺炎或脑膜炎等感染，病死率较早发型低。

（二）共同表现

1.一般表现

早期症状、体征常不典型，可出现反应差、嗜睡、发热或体温不升、不吃、不哭、体重不增等症状。

2.提示败血症可能的表现

①黄疸：有时是败血症的唯一表现，表现为黄疸迅速加重、消退延迟或退而复现。②肝脾大：出现较晚，一般为轻至中度肿大。③出血倾向：皮肤黏膜瘀点、瘀斑，严重者消化道出血、肺出血等。④休克：面色苍灰，皮肤呈大理石样花纹，血压下降，尿少或无尿，硬肿症出现常提示预后不良。⑤其他：如胃肠功能紊乱、中毒性肠麻痹、呼吸暂停及发绀。

3.并发症

可合并肺炎、脑膜炎、坏死性小肠结肠炎、化脓性关节炎和骨髓炎等。

三、实验室检查

1.周围血象

白细胞总数升高＞20×10^9/L 或降低＜5×10^9/L，中性粒细胞中杆状核细胞所占比例≥0.20，出现中毒颗粒或空泡，血小板计数＜100×10^9/L 有诊断价值。

2.病原学检查

包括直接涂片检菌、血培养、局部感染灶分泌物培养、脑脊液培养等。阳性结果有助于诊断，阴性结果也不能排除败血症。

3.急相蛋白

C 反应蛋白、触珠蛋白、α-酸性糖蛋白等在感染初期可增加，感染控制后迅速下降。

四、诊断

新生儿败血症临床表现常不典型，症状无特异性，根据病史中有高危因素、临床症状体征、周围血象改变、C 反应蛋白增高等可考虑本病发生。病原菌或病原菌抗原的检出是本病的确诊依据。

五、治疗

1.抗生素治疗

①早期用药：对于临床上高度怀疑败血症的新生儿，不必等待血培养结果即应使用抗生素。②静脉、联合用药：病原菌未明确前可结合当地菌种流行病学特点和耐药菌株情况选择两种抗生素联合使用；病原菌明确后可根据药敏试验选择用药；药敏不敏感但临床有效者可暂不换药。③足疗程：经抗生素治疗后病情好转，血培养为阴性应继续治疗 5～7 天；血培养阳性，疗程至少需 10～14 天；有并发症者应治疗 3 周以上。④注意药物毒副作用：1 周以内的新生儿，尤其是早产儿肝肾功能未发育完善，给药次数宜减少，给药间隔时间宜延长。氨基糖苷类抗生素因可致肾毒性和耳毒性目前已不主张在新生儿期内使用。

2.处理严重并发症

①休克时输新鲜血浆或全血，每次 10mL/kg；应用多巴胺或多巴酚丁胺，每分钟 5～20

μg/kg。②纠正酸中毒和低氧血症。③减轻脑水肿。

3.支持、对症治疗

注意保温，供给足够能量和液体，维持血糖和血电解质在正常水平。

4.清除感染灶

及时处理脐、皮肤、黏膜和其他部位的感染灶。

5.免疫疗法

①静注免疫球蛋白，每日 300～500mg/kg，连用 3～5 天。②重症患儿可行换血疗法，换血量 100～150mL/kg。③中性粒细胞明显减少者可输粒细胞 1×10^9/L。④血小板减低者输血小板 0.2～0.4U/kg。

六、预防

加强孕期保健，防治孕妇感染；严格无菌操作，提高助产技术，如有相关病史可于产后应用抗生素；加强新生儿护理，防止脐炎发生。

第六章　康复治疗技术

第一节　康复治疗

康复治疗是康复医学的重要内容之一，是使病、伤、残者身心健康与功能恢复的重要手段，康复治疗常与药物疗法、手术疗法等临床治疗综合进行。康复治疗前应先对病、伤、残者进行康复评定，然后制定一个康复治疗方案，由以康复医师为中心的，包括康复治疗师和临床医学相关人员共同组成的康复治疗组去实施，并在实施过程中不断总结、评定、调整，直至治疗结束。

一、治疗内容

康复治疗的内容很多（包括医学的、职业的、社会的等多种治疗、训练服务），本章重点介绍康复医学传统范畴的物理疗法、作业疗法、言语疗法、心理疗法和中国传统医学疗法。

二、治疗技术

康复治疗技术专业是一门促进伤患者和残疾人身心功能康复的新的治疗学科，也是一门新的技术专业。它的目的是使人们能够尽可能地恢复日常生活、学习、工作和劳动，以及社会生活的能力，融入社会，改善生活质量。在 20 世纪下半叶及 21 世纪初，康复治疗技术这门新兴的技术专业和康复治疗师这种新的职业显示了强劲的发展势头和成长的活力，反映了医疗和康复市场对这门新的专业及人力资源的迫切需要。康复治疗技术专业的开设，正是顺应社会民众健康、审美的需要，满足人们对意外伤害、疾病所致的残疾、手术后的恢复等在治疗疾病、延年益寿等多方面的需求。

第二节　物理疗法

物理疗法（PT）是指运用运动疗法或将自然界及人工制造的各种物理因子作用于人体，以治疗和预防疾病的方法。

用于康复治疗的物理疗法主要分为两类：一类是物理因子疗法，包括自然界的物理因子（如日光、温泉、气候、环境等）和人工制造的物理因子（如电疗、光疗、磁疗、超声疗法、水疗以及传导热疗法等）；另一类是运动疗法，包括肌力练习、关节活动度练习、耐力练习、呼吸练习、协调性练习、平衡练习以及有氧训练、牵引等。其主要治疗目的是减轻疼痛；改善血液循环；预防与纠正功能障碍；恢复或提高肌力、耐力、关节活动度、平衡能力与协调能力；提高代谢能力，增强心肺功能等。

康复治疗的内容很多（包括医学的、职业的、社会的等多种治疗、训练服务），本章重点介绍康复医学传统范畴的物理疗法、作业疗法、言语疗法、心理疗法、康复工程和中国传统医学疗法。

物理疗法是指应用物理因子治疗病、伤、残者的方法。通常所称的物理疗法是指利用人工物理能的疗法（如电、光、声、磁、冷热等）常简称为理疗学；而利用力能（身体运动、按摩、牵引、机械设备训练等）的物理疗法，常称之为运动疗法或医疗体育（简称体疗）。若根据治疗中患者的主、被动状态，又可分类为以体疗为主的主动性物理治疗和以理疗为主的被动性物理治疗。

本节叙述的是物理运动疗法。

运动疗法，又称为治疗性运动，是以预防残疾和提高功能障碍者日常生活活动的能力为目的，根据病残的功能状况，利用力学和人体力学原理，应用各种治疗器械和（或）治疗师的手法操作，以及患者自身的参与，通过主动和被动运动的方式，最大限度地提高或改善患者的局部或整体功能，使之满足日常生活需求，回归家庭和社会的一种治疗方法。

运动疗法是康复医学的基本治疗方法之一。

一、运动疗法的分类、作用及临床应用

（一）分类

运动疗法内容丰富，分类方法颇多。如习惯分为传统性运动疗法和神经生理运动疗法；根据治疗时是否使用器械分为徒手运动疗法和器械运动疗法；针对功能障碍的治疗分为关节运动疗法、肌肉运动疗法、平衡运动疗法等；根据组织形式分为个人运动治疗和小组运动治疗。

（二）治疗作用

运动疗法的治疗作用主要有以下几个方面。

（1）维持和改善运动器官的形态和功能，运动疗法可以促进血液循环，维持和改善关节活动范围，提高和增强肌肉的力量和耐力。

（2）促进代偿功能的形成和发展，以补偿丧失的功能。

（3）促进器官的新陈代谢，增强心肺功能。

（4）提高神经系统的调节能力，通过运动训练可保持和改善神经系统的兴奋性、灵活性和协调性。

（5）增强内分泌系统的代谢功能，如促进糖代谢，增加骨组织对矿物质的吸收。

（三）临床应用

运动疗法的适应范围较广。临床疗效比较满意的有神经系统疾病，如脑血管意外、脑外伤、脑瘫、周围神经损伤；运动器官疾病，如四肢骨折、脱位、脊柱骨折、关节手术后、颈肩腰腿痛、关节炎、烧伤后瘢痕形成、骨质疏松等；内脏器官疾病，如冠心病、高血压、慢性支气管炎、肺气肿、内脏下垂、消化性溃疡；代谢障碍性疾病，如糖尿病、高血脂等。

对运动疗法的实施时间，应争取在疾病的早期介入，即在生命体征稳定后 48h 就可实施，即使是昏迷患者也可以做些小范围的局部的肢体被动运动，但要掌握好治疗的项目和强度。

二、运动疗法常用设备和治疗处方

（一）器械

运动疗法除徒手治疗外大部分离不开器械，且种类颇多。有单一功能的简单器械，又有多功能的综合性的器械。近年来，随着计算机技术的应用，许多多功能的计算机控制的运动治疗设备在康复医学领域得以应用。

常用的简单运动疗法器械有肩关节练习器、肩梯、滑轮吊环、肋木、墙壁拉力器、前臂旋转屈伸练习器、悬吊牵引架、电动站立床、站立架、股四头肌练习器、平衡杠、坐式踏步器等。

多功能电脑控制的运动疗法设备，如平衡功能训练检测系统、带电脑跑台的减重步态训练器、电脑颈腰椎牵引仪、多功能运动训练组合系统等。

（二）处方

接受运动治疗的患者在康复医师对其进行功能评定后，由康复医师为其选择治疗项目，设计运动量、运动时间等，称之为运动治疗处方。运动治疗处方应包括运动治疗项目、运动治疗量和运动治疗的注意事项。

1.运动治疗项目总体根据运动疗法的目的可分为耐力性项目、力量性项目、放松性项目、矫正性项目等；具体针对患者可分为关节活动度运动训练、恢复步行能力训练等治疗项目；再进一步细化，如关节活动度运动训练，可详细至肩、肘、腕、手、髋、膝、踝等关节的被动或主动运动训练等小项目上。另外，还可包括是否应用器械设备等。

2.运动治疗量与运动治疗的强度、时间、频度有关。在运动治疗处方中，这三方面内容都应标明。运动强度最为重要，确定的指标有心率、机体耗氧量、代谢当量和主观感觉，心率应标明允许达到的最高心率和适宜心率。治疗时间是指一次运动治疗的总时间，可分为准备、练习和结束 3 个部分。频度是指每周、每日进行运动治疗的次数。

3.运动治疗的注意事项首先要掌握好适应证，不同疾病选择不同的运动治疗方法才能保证疗效；其次是注意循序渐进，内容由少到多，程度从易到难，运动量由小到大；三是持之以恒，运动疗法大部分项目需要经过一段时间后才能显效，只有坚持治疗才能积累治效果；四是运动治疗实施过程中要定时评定，及时调整治疗方案，然后继续实施，再评定、再实施，直至方案结束，达到预定目标为止。

三、维持和改善关节活动度训练技术

维持和改善关节活动度的训练技术根据是否借助外力分为主动运动、主动助力运动和被动运动 3 种。

（一）主动运动

常用的主动运动是各种徒手体操。根据患者关节活动受限的方向和程度，设计一些有针对性的动作。主动运动可以促进血液循环，具有温和的牵拉作用，能松解粘连组织，牵拉挛缩组织，有助于保持和增加关节活动范围。

（二）主动助力运动

主动助力运动亦称辅助主动运动，主要用于肌力 1～2 级水平，不能自主关节活动或活动范围达不到正常值的患者。

1.悬吊练习是利用绳索（可调长短）、搭扣或"S"钩和吊带组合起来，将拟训练活动的肢体悬吊起来，使其在除去肢体重力的前提下主动进行钟摆样的训练活动。如训练肘关节屈伸动作的方法，训练肩关节外展内收的方法，以及训练髋关节外展内收或前屈后伸的方法等。

2.自我辅助练习是以健侧肢体帮助对侧肢体活动的训练方法，适用于因疼痛引起关节活动受限的患者。常用滑轮和绳索等用具，既可训练肩关节外展、内收，又可训练前屈后伸。

3.器械练习是利用杠杆原理，以器械为助力，带动受限的关节进行训练活动。如肩关节练习器、肘关节练习器、踝关节练习器以及体操棒等。

在进行主动助力运动时应注意必须向患者讲解动作要领及方向，助力的方向要与被训练肌肉的收缩方向一致，避免出现代偿动作。

（三）被动运动

被动运动是指以维持正常或现存关节活动范围和防止挛缩、变形为目的，无须肌肉主动收缩参与运动，而借助他人、器械或自我肢体辅助来完成的训练方法。通常用于全身或

局部肌肉麻痹或肌肉无力的患者，如截瘫、偏瘫等。根据力量来源可分为两种：一种是关节可动范围内的运动和关节松动技术，是由治疗师或经过专门培训的人员完成的被动运动；另一种是借助外力由患者自己完成的被动运动，如关节牵引、持续性被动活动等。

1.关节活动范围的被动运动是治疗师根据运动学原理完成关节各方向的活动。如躯干被动活动、肩关节前屈被动活动、肩关节外展被动活动、肘关节被动活动、髋关节屈伸的被动活动等。

2.关节松动技术（jiointmobilization）是治疗师在关节活动允许范围内完成一种针对性很强的手法操作技术。它利用关节的生理运动和附属运动被动活动患者关节，维持或改善关节活动范围，缓解疼痛，类似于我国传统医学的手法治疗，但在理论体系、手法操作及临床应用中均有较大的区别，常用的手法包括关节的牵引、滑动、滚动、挤压、旋转等。

3.持续被动活动（continuous passive motion，CPM）是利用机械或电动活动装置，使肢体进行持续的无疼痛范围内的被动活动。它可以缓解疼痛，改善关节活动范围，防止粘连和关节僵硬，消除手术和制动带来的并发症。常用的有各关节专用持续被动活动器。

被动关节活动的训练中应注意每次一般针对一个关节，应缓慢、平和地完成该关节现存的最大活动范围，并在末端做一短暂停留，每个运动方向一般做3~5次，每日早晚各1次，但对那些活动范围有受限趋势的关节应增加活动次数。

四、增强肌力和肌肉耐力的训练技术

肌力是指肌肉在收缩时所表现出来的能力，以肌肉最大兴奋时所能负荷的重量来表示。增强肌力的方法很多，根据肌肉的收缩方式可分为等长运动和等张运动；根据是否施加阻力分为非抗阻力运动和抗阻力运动。非抗阻力运动包括主动运动和主动助力运动；抗阻力运动包括等张性、等长性、等速性抗阻力运动等。

（一）非抗阻力运动

当肌力为1~2级时，多用主动助力运动由治疗师帮助患者运动，或利用简单装置将患肢悬吊后在水平面上进行运动训练，助力来自治疗师徒手施加或其他重物施加。而当肌力达到3级或以上时，可让患者将需训练的肢体放在抗重力的位置上，进行主动运动。

（二）抗阻力运动

抗阻力运动是指克服外加助力的主动训练方法，多用于 3 级及以上肌力的患者。根据收缩的类型又分为抗等张阻力运动、抗等长阻力运动和等速运动。

1.抗等张阻力运动又称动力性运动。肌肉在抵抗阻力收缩时，长度缩短或被拉长，关节发生运动。常用徒手以自身体重作为负荷进行，如俯卧撑、下蹲起立、仰卧起坐等运动；或用器械如沙袋、哑铃、墙壁拉力器或专用肌力练习器。这些方法常用于 4 级或 4 级以上肌力训练。其训练重量大、重复次数少，有利发展肌力；而重量中等，重复次数多则有利发展肌肉耐力。

2.抗渐进阻力运动也称渐进抗阻力运动。先测出待训肌肉连续 10 次紧张收缩所能承受的最大负荷，称为 IORM（IO repetition maximum）。每次训练做 3 组 10 次运动，组间休息 1min，第 1、2、3 组训练所用阻力负荷依次为 1/2、3/4 及 1 个 10RM。每周复测 10RM 值，据此修正训练时实际负荷量，使其随肌力的增长而增加。

3.抗等长阻力运动也称静力性运动。肌肉在对抗过大的阻力进行无关节运动的收缩时，肌肉没有明显的缩短，但其内部张力很大，由此能产生力量。运动训练时注意将关节置于不同角度的位置上，每次抗阻力维持 5～10s 为宜，然后放松，重复 5～10 次。

4.等速运动又称为可调节抗阻力运动、恒定速度运动。等速运动是利用器械提供的可变的顺应性阻力，对拮抗肌同时进行往返运动训练，使其平衡发展。等速运动测试系统的操作系统可以提供肢体在预定速度下进行肌力的测试，而其计算机系统可以记录关节及肌肉活动的一系列数据，适用于脊柱和四肢肌肉的力量测试和训练，运动系统损伤的辅助诊断和预防，康复训练的疗效评定，等等。

肌肉运动训练是训练肌群，所以要选择适当的训练方法，掌握好运动量，注意根据患者的全身状况（尤其是心血管系统状况）和局部状况，及时调整阻力。每天训练 1～2 次，每次 30min 左右。可以分组练习，中间休息 2min。

五、恢复平衡能力的训练技术

这是通过在各种体位姿势时静、动态平衡能力的训练，使患者能自动调整维持姿势。

（一）基本原则

平衡训练的基本原则是从最稳定的体位通过训练逐步过渡到最不稳定的体位；从静态平衡过渡到动态平衡，以逐步加大难度。也就是说，逐步缩减人体支撑面积，逐步提高身体重心，并从睁眼训练提高到闭眼训练。静态平衡是基础，主要依赖于肌肉的等长收缩和关节两侧肌肉协同收缩完成。

（二）训练方法

1.坐位平衡训练

（1）横向式：患者坐位，治疗师坐于患者一侧，诱导其躯干向一侧倾斜。

（2）纵向式：患者坐位，治疗师坐于患者前方，诱导其重心逐步前后移动，消除其身体前移怕摔倒的心理。坐位平衡训练主要提高头和躯干的平衡控制能力。

2.跪位平衡训练

患者双膝跪位，治疗师站于其后侧，双手置于骨盆两侧，训练患者维持平衡或诱导身体重心横向移动。跪位平衡训练较坐位平衡重心提高，支撑面也减小，增加躯干与骨盆的平衡控制能力。若患者双膝跪位平衡维持稳定后，可开展单膝跪位动态平衡训练，即另一侧下肢上下抬起。

3.立位平衡训练

立位平衡训练可分为立位静态和动态平衡训练，双足或单足的平衡训练等。让患者双足于站立位，治疗师保护并诱导其持重反应的出现，训练其身体重心横向或纵向转移。也可让患者立于平衡板上或平衡训练测试仪上，训练其身体重心向各个方向的转移，并逐渐过渡到单足立位平衡训练。

六、恢复步行能力的训练技术

步行是一个立位动态平衡姿势的维持过程，它需要全身各个部位协调运动，从而达到由失去平衡到重获平衡的目的。

（一）平行杠内的训练

首先利用平行杠进行站立训练，然后练习重心转移，逐渐过渡到进行杠内步行训练。

杠内步行训练主要有四点步行、二点步行、拖步训练、摆至步和摆过步等方法。

（二）拐杖辅助步行训练

常用拐杖有腋拐、肘拐、手杖（四脚手杖、三脚手杖）等。利用拐杖进行步行训练时，要具有较好的平衡能力和上肢支撑能力，一般要经过平行杠内基本动作训练后方可进行，常见的拐杖辅助步行训练有挂拐迈步训练、挂拐三点步行训练等。

七、运动再学习疗法

运动再学习法（motor relearning program，MRP）是由澳大利亚学者 JanetH.Cart 等提出的一种运动疗法。他把中枢神经损伤后运动功能恢复训练视为一种再学习或再训练的过程。主要以神经生理学、运动科学、生物力学、行为科学等为理论依据，以作业或功能活动为导向，在强调患者主观参与和认知重要性的前提下，按照科学的运动学习方法对患者进行再教育，以恢复其运动功能的一种方法。MRP 认为，实现功能重组的主要条件是需要进行针对性的练习活动，练习得越多，功能重组就越有效，特别是早期练习有关的运动。而缺少练习可能会产生继发性神经萎缩或不能形成正常的神经突触。主张通过多种反馈，如视、听、皮肤、体位、手的引导等来强化训练效果，充分利用反馈在运动控制中的作用。MRP 由 7 个部分组成，包含了日常生活中的基本运动功能，分别为上肢功能、面部功能、仰卧到床边坐起、坐位平衡、站立与坐下、站立平衡和步行。治疗时根据患者的功能障碍选择最适合的部分开始训练。每一部分的训练分 4 个步骤：第 1 步，了解正常的活动成分并通过观察患者的动作来分析缺失的基本成分。第 2 步，针对缺失的运动成分，通过简洁的解释和指令，反复练习，并配合语言、视觉反馈及手法指导，逐渐恢复已丧失的运动功能。第 3 步，把所掌握的运动成分同正常的运动结合起来，不断纠正，使其逐渐正常化。第 4 步，在真实的生活环境中训练已掌握的运动功能，使其不断熟练。

（一）运动再学习疗法

运动再学习疗法是运动在医学中的应用，是以运动学、生物力学和神经发育学为基础，以改善躯体、生理、心理和精神的功能障碍为主要目标，以作用力和反作用力为主要因子的治疗方法。常用运动再学习疗法有：关节活动度训练、肌力增强训练、协调性训练、平衡训练、呼吸训练、体位转换训练、步行训练、医疗体操和易化技术等，分别简述如下。

1.关节活动度训练

关节活动度即关节所能达到的活动范围。肌肉无随意收缩、在外力作用下达到的关节活动范围是被动关节活动度；由肌肉随意收缩产生的关节活动范围是主动关节活动度。

治疗时根据对患者的 ROM 评价结果决定是否做主动活动或被动活动，治疗中患者应置于正确体位；提供必要的稳定与支撑；每次每个关节做平滑而有节律的活动5～10次，或酌情重复；活动可按运动平面进行（额状面、矢状面、水平面），也可按复合平面或功能模式进行。

（1）持续被动活动：即被动活动在设计好的活动度内、在一定时间内不间断地进行。

本疗法在术后可立即用于患肢，术后当天可根据情况在20°~30°内活动，以后可视病情改善程度每日或每次训练时对活动度进行调整，逐步增大活动范围。

（2）主动关节活动度训练：主动关节活动度是由肌肉随意收缩产生的关节活动范围，通常与肌力训练同时进行。

（3）关节松动技术：关节松动技术是指治疗者在关节活动允许范围内完成的一种针对性很强的手法操作技术，具体应用时常选择关节的生理运动和附属运动作为治疗手段。

关节松动技术类似于我国传统医学中的手法治疗（推拿术或按摩术），其操作时的手法分为4级。

Ⅰ级：治疗者在关节活动的起始端，小范围、节律性地来回推动关节。

Ⅱ级：治疗者在关节活动允许范围内，大范围、节律性地来回推动关节，但不接触关节活动的起始端和终末端。

Ⅲ级：治疗者在关节活动允许范围内，大范围、节律性地来回推动关节，每次均接触到关节活动的终末端，并能感觉到关节周围软组织的紧张。

Ⅳ级：治疗者在关节活动的终末端，小范围，节律性地来回推动关节，每次均接触到关节活动的终末端，并能感觉到关节周围软组织的紧张。

上述4级手法中，Ⅰ、Ⅱ级用于治疗因疼痛引起的关节活动受限；Ⅲ级用于治疗关节疼痛并伴有僵硬；IV级用于治疗关节因周围组织粘连、挛缩而引起的关节活动受限。手法分级范围随着关节可动范围的大小而变化，当关节活动范围减少时，分级范围相应减小，当治疗后关节活动范围改善时，分级范围也相应增大。

（4）软组织牵伸技术：牵伸是指拉长挛缩或短缩软组织是两关节活动允许范围的治疗方法，其目的主要为改善或重新获得关节周围软组织。

可以把牵伸分为3种：①手法牵伸；②机械装置被动牵伸；③自我牵伸。

注意事项：①牵伸前先评估患者；②患者尽量保持在舒适、放松的体位；③牵伸力量的方向应与肌肉紧张或挛缩的方向相反；④避免过度牵伸长时间制动或不活动的组织、肿胀的组织或肌力较弱的肌肉；⑤当挛缩或缩短的组织具有维持关节的稳定性或使肌肉保持一定力量、增加功能活动的作用时，牵伸应慎重。

（5）关节活动度训练要点：①活动前后观察患者的一般情况，注意重要体征、皮温、颜色、关节活动度的变化，有无疼痛等；②运动出现疼痛时，酌情调整运动范围并记录治疗效果，改进训练方法；③实施关节松动技术及软组织牵伸技术前，应向患者进行宣教，特别是关节松动技术实施中，可能会加重疼痛，实施后也会有一过性疼痛加重的现象。此时，酌情给予止痛药物，或给予局部物理治疗以缓解疼痛；④熟悉每一种疗法的适应证与禁忌证；⑤帮助患者做好治疗部位的准备，如局部创面的处理，矫形器、假肢的处置。

2.肌力增强训练

肌力是指肌肉收缩时能产生的最大力，为增加肌力，肌肉收缩时必须负重或抗阻，故肌力增强训练方法也称为抗阻训练方法。根据所训练肌肉现有的肌力水平，所给的负荷阻力应略高于现有的能力，即所谓超负荷原则。

（1）肌力训练的类型：①等张性训练；②等长性训练；③等速性训练，也称为等动性训练。

各种训练方法之间的作用可相互影响，如向心性训练也可改善离心性功能，反之亦然。肌力训练也可中度改善耐力。训练部位有交叉作用，一侧肢体进行肌力训练，对侧未训练的肢体的肌力也有相应提高。故在患肢不允许做肌力训练时，应对健肢进行训练。

（2）肌力训练护理要点：①肌力训练应从助力活动、主动活动、抗阻活动逐步进行。当肌力在 2 级以下时，一般选择助力性活动，当肌力达到 3 级时，让患肢独立完成全范围关节活动。肌力达到 4 级时，按渐进抗阻原则进行肌力训练。②肌力训练后应观察患者全身心血管反应以及局部有否不适，如有酸痛情况时，可给予热敷或按摩等，以助消除训练后的局部疲劳。如疼痛显著，应及时联系治疗师，调整次日训练量。

3.协调性训练

协调性训练是指以发展神经肌肉协调能力为目的的练习，常用于神经系统和运动系统疾病的患者。

（1）协调训练顺序：协调训练的方法要适合患者现有功能水平，其训练顺序是：先易后难、先卧位、坐位再立位；先单个肢体、一侧肢体（多先做健侧或残疾较轻的一侧），再双侧肢体同时运动；先做双侧对称性运动，再做不对称性运动；先缓慢，后快速；先睁眼做，再闭眼做。上肢着重训练动作的准确性、节奏性与反应的速度，下肢着重训练正确的步态。

（2）协调训练护理要点：①可指导患者利用一些生活动作来辅助强化协调动作。例如，可采用作业疗法、竞赛等趣味性方法进行训练；②操练时切忌过分用力，以避免兴奋扩散，因为兴奋扩散往往会加重不协调。

4.平衡训练

（1）平衡训练内容：平衡训练是指改善人体平衡功能的训练，训练内容主要包括静态平衡（即在安静坐位或立位状态下能以单侧及双侧负重而保持平衡）及动态平衡（包括自动动态平衡、他动动态平衡以及动作中平衡）。自动动态平衡是指患者自己取坐或立位时，自己改变重心的平衡功能，他动动态平衡是指患者在外力破坏其平衡的作用下，仍能恢复平衡。

（2）平衡训练护理要点：①训练时要求患者放松，消除紧张及恐惧心理；②训练必须由易到难，注意保护，并逐步减少保护；③训练时所取的体位应由最稳定的体位，逐渐过渡到最不稳定的体位。身体的重心由低到高，由注意时能保持平衡到不注意时也能保持平衡，由睁眼训练时保持平衡过渡到闭眼时的平衡训练。

5.呼吸训练

（1）呼吸训练方法：呼吸训练是运动疗法的基本治疗方法之一，常用于呼吸系统疾患、心肺手术后及脊髓损伤（T5 以上损伤者）。呼吸体操还用于体弱患者早期康复时练习；呼吸肌强化训练为呼吸训练的内容之一。对于只能取卧位的患者，由治疗师用手法揉提、按摩肋间肌；对于可以起坐的患者，进行缓慢起坐练习和侧方起坐练习以加强腹肌。除膈肌、肋间肌和腹肌外，呼吸运动增强时胸肌、腰背肌都参与呼吸运动，故进行肌肉牵张法牵张和锻炼躯干肌也很重要。可取坐位，以前屈辅助呼气，以后伸辅助吸气；也可取立位，双手持体操棒，双足开立，上举时吸气，放下时呼气；双手斜上举体操棒，向右侧屈时吸气，向左侧屈时呼气，双手持体操棒向后转体时吸气，转回原位时呼气。

（2）呼吸训练要点：①注意不可在饭后或空腹时练；②避免过深呼吸，以防引起一过性的呼吸停止；③胸式呼吸和胸式分节呼吸训练适用于胸腹部手术的术前和术后，有助于胸肌肌力的恢复和残存肺的强化；④心肺手术者，应于术前 1 周开始预备训练。

6.体位转换训练

体位转换训练包括卧位的翻身训练（仰卧位与侧卧位的相互转换）、由卧位到坐位的转换及由坐位到立位的转换。先由治疗师辅助患者练，然后患者自己练，均应按照转动头—转动上半身—转动下半身的顺序进行训练。

仰卧位—侧卧位的翻身训练：治疗师辅助下仰卧位—侧卧位的翻身训练。患者仰卧，治疗师跪或坐于患者要转向的一侧。先转动患者的头部，使其面向治疗师，再转动其上肢及上半身，然后转动其下半身及下肢。再帮助患者转向另一侧。

独立的仰卧位—侧卧位翻身训练：患者先将头转向要翻身的一侧，再将对侧的上下肢跨到要翻身的一侧，然后转身翻过去。

体位转换训练要点：①每次训练时仅给予最小辅助，并依次减少辅助量，最终使患者独立翻身；②向患者分步解释动作顺序及要求，以获得患者主动配合。

7.步行训练

步行训练的对象为因伤病损害而造成步行障碍者。

（1）步行训练前必须的训练和准备：①关节活动范围（ROM）训练；②健侧及上肢的肌力的维持和增强；③耐力训练；④平衡及协调训练；⑤下肢承重练习；⑥合理选用辅助用具，其用具包括矫形器、助行器、拐杖、手杖和轮椅等。

（2）步行基本动作训练：步行的基本动作训练通常利用平行杠、拐杖、手杖在训练室中进行。其顺序为：平行杠内步行—平行杠内持杖步行—杠外持杖步行—弃杖步行—应用性步行（复杂步训练）。

（3）步行训练护理要点：①提供必要保护，以免跌倒；②掌握训练时机，不可急于求成；如偏瘫患者在平衡、负重、下肢分离动作训练未完成时不可过早地进入步行训练，以免造成误用综合征；③凡患者能完成的动作，应鼓励患者自己完成，不要辅助过多，以免影响以后的康复训练进程。

8.医疗体操

医疗体操是运动疗法的一种形式，是针对一些伤病的发病机制、病理、症状、功能障碍以及患者的全身情况，所编制的专门性体操训练。其适应证十分广泛，每套体操分为3部分：以3～5min轻量的预备活动开始，然后过渡到有若干操节、持续10～30min的基本活动，最后逐渐减小活动量，以整理活动结束。每个操节要规定活动方式和重复次数，每日练习1～2次。并经过3～7d试验，确定每次的运动强度和时间、频次与疗程，运动量循序渐增，因人而异。

医疗体操要点：①注意实施治疗时血压应平稳；②治疗后无过度疲劳感，如仅有治疗后疲劳感，不伴其他异常时，可洗热水澡，以配合治疗。

9.运动处方

选择适宜的运动方案，进行科学训练，才能发挥运动对人体的有益作用。运动处方与药物处方一样，根据个体病变性质、程度、体能等，将运动方式、持续时间、频度和进展速度以处方形式确定下来。

（1）制定运动处方的原则。①个体化；②渐进性；③持续性：运动训练产生的有益效应不是永久的，停止运动2周后，原有的效应便开始逐渐减弱；④可变性。

（2）运动处方内容包括运动的方式、运动强度、运动持续时间、运动频度等项。①运动的方式：有氧运动是以身体大肌肉群参与，常分两类。第1类是运动强度不大、心率变化不大的运动，如步行、慢跑等；第2类是运动强度和心率变化大，而不易维持的活动，如舞蹈和游戏等。②运动强度：因心率和运动强度之间呈线性关系，故运动强度常以心率来表示。适宜的运动心率称为目标心率或靶心率，靶心率的计算方法有卡翁南公式：靶心率=（最大心率－静息心率）（0.6～0.8）+静息心率。或采用简易公式，靶心率=170－年龄。此外，还可采用代谢当量（METs）来表示运动强度，以METs值表示运动强度的范围为3～20METs之间。一般认为60%～70%最大功能（最大METs）是适量的运动强度。运动开始时规定的运动强度，应比其靶心率时的METs值低1个METs，直到适应运动为止。③运动时间：有持续和间歇运动之分，持续运动除准备活动和整理活动外，时间为15～60min，一般为20～30min。持续运动训练的优点是能较快改善心血管功能，时间长短与运动强度成反比。在运动的第1周应进行中等强度运动20～30min，2周后产生正常运动反应，运动时间逐渐延长到45min。间歇运动为运动和休息交替进行，但其合起来的运动时间至少不应低于规定的运动持续时间，运动与休息的时间比例为1：1。④运动频度：取决于运动强度和每次运动持续的时间。根据需要和功能状态，每周3～7次。功能状况<3METs，每次运动5min，每天运动几次；功能在3～5METs时，每天运动1～2次；功能在5～8METs时，每周至少运动3次。每日运动可产生较好的训练效应。⑤运动的进展速度：分为3阶段。第1阶段即开始阶段：应包括伸展体操和低强度的有氧运动，开始阶段的运动持续时间至少10～15min，然后逐渐增加，此阶段持续4～6周；第2阶段或改善阶段：与开始阶段不同，参加者可较快地进展。运动强度在2～3周内逐渐增加到60%～80%的最大功能水平；第3阶段称为维持阶段：常在运动训练8个月后开始，在此阶段参加者的心肺功能达到满意水平，要求运动负荷保持不变和维持健康状态。应增加有兴趣的不同种类的活动。

（二）其他物理因子治疗

物理疗法包括应用自然界或人工的物理因子（如电，光、声、磁、冷、热等）以及传统医学中的物理方法（如针灸、气功，太极拳等）作用于患病机体，引起机体内一系列生物学效应，使疾病得到康复。

在治疗时，应注意临床应用中要合理配伍。其基本分类主要为以下几种。电疗法：包括直流电及药物离子导入疗法、低频电疗法、中频电疗法；高频电疗法：长波、中波、短波、超短波、微波（分米波、厘米波、毫米波）；静电疗法；光疗法：包括红外线疗法、可见光疗法、紫外线疗法、激光疗法；超声波疗法：包括常规超声疗法、高强聚焦超声疗法、超声电疗等；冷疗与热疗，磁疗法，机械振动疗法等。现简述如下。

1.直流电及药物离子导入疗法

直流电疗法系应用方向恒定不变的电流来治疗疾病。药物离子导入疗法系通过电流将药物导入机体来治疗疾病，所用电流以直流电为主，也可采用各种单向低频脉冲电流或经过整流的半波中频电流。直流电药物离子导入疗法的主要特点包括以下几个方面。

（1）兼有药物与直流电的双重作用。

（2）导入的是药物的有效成分，为组织和器官所吸收后可直接发挥药理作用。

（3）病灶局部浓度高，对表浅病灶的应用特别有利。

（4）药物离子在体内蓄积时间较长，发挥作用的时间亦较长。该疗法的缺点是导入的药量少，透入表浅。本疗法的治疗作用除电流作用外，取决于所用药物的药理特性。本疗法适应证很广泛，是直流电和导入药物适应证的相加。禁忌证主要有：急性湿疹、出血倾向疾病、恶病质、心衰、对直流电过敏者、高热、昏迷、局部有植入金属异物、安装心脏起搏器等。此外，局部皮肤有破损者慎用。

直流电疗法护理要点应保持皮肤完整，以免造成皮肤灼伤。正极下组织含水量减少，皮肤较为干燥，疗后局部可应用润肤剂，如有皮肤过敏，而治疗必须进行时，疗后局部加肤轻松软膏涂敷。

2.低频电疗法

低频电疗法是指应用频率 1000Hz 以下的脉冲电流作用于人体治疗疾病的方法。常用的低频电疗法有：经皮神经电刺激疗法（TENS）、神经肌肉电刺激疗法（NES）和功能性电刺激疗法（FES）。

（1）低频电疗法用法与用途：①兴奋神经肌肉组织；②促进局部血液循环；③镇痛，特别用于软组织损伤疼痛。TENS 可用于各种疼痛。NES 可用于肌痉挛疼痛等，神经失用症、各种原因所致的废用性肌萎缩、肌腱移植术后、姿势性肌肉软弱等。低频电疗法禁忌证有：出血倾向疾病、恶性肿瘤、局部金属植入物者意识不清等。

（2）低频电治疗要点：①疗前做好宣教，告知患者治疗中应有的感觉；②帮助患者做好治疗部位的准备，如局部创面的处理，支具、托、假肢的处置；③治疗部位如有创伤，或遇其他有创检查（局部穿刺、注射、封闭等）之后 24h 内应停止该项治疗。

3.中频电疗法

中频电疗法医用中频电流的范围为 1000～100000Hz。医用中频电流有以下特点：无电解作用，可以克服机体组织电阻，兴奋运动神经，增加治疗效应。目前临床上常用的中频电疗法有音频电疗法、干扰电疗法和正弦调制中频电疗法 3 种。

（1）等幅中频正弦电流疗法。常用频率为 2000Hz，也称为"音频"电疗法，其作用包括：①镇痛作用；②促进局部血液循环；③分解粘连，软化瘢痕。适应证：各类软组织扭挫伤疼痛、关节痛、神经痛等，瘢痕、肠粘连、注射后硬结等。禁忌证：急性炎症、出血性疾病、恶性肿瘤等。

（2）干扰电疗法。系同时使用两组频率相差 0～100Hz 的中频正弦电流，交叉地输入人体，在交叉处形成干扰场。治疗作用：①改善周围血液循环；②镇痛作用；③对运动神经和骨骼肌的作用；④对胃肠平滑肌的作用：可促进内脏平滑肌活动，提高其张力，改善内脏血液循环，调整支配内脏的自主神经。适应证：各种软组织创伤性疼痛、肩周炎、肌痛、神经炎、皮神经卡压性疼痛。特别适于各种内脏疾患。如胃痉挛、尿路结石、肠功能紊乱、肠痉挛、胃下垂、习惯性便秘、术后尿潴留、胃肠功能紊乱等。禁忌证：急性炎症病灶、深静脉血栓形成、带起搏器者、孕妇下腹部、心脏部位、出血倾向者、结核病灶、恶性肿瘤等。

（3）正弦调制中频电流疗法。该疗法使用的是一种低频调制的中频电流，其载波频率为 2000～8000Hz，载波波形有正弦波与梯形波，调制频率为 1.5～150Hz，调制中频电流疗法兼具低、中频电疗的特点，可减少人体的电阻，增大治疗用的电流量，增加电流的作用深度，不同波型和频率的变换交替出现，可以克服机体对电流的适应性。本疗法适应证及禁忌证同干扰电疗法。

（4）3 种中频电疗法。止痛作用的比较，即时止痛效果以正弦调制中频电疗为最好，其次是干扰电疗，再次是音频电疗。音频与其他中频电疗比较，立即止痛作用稍差，但仍优于直流电和感应电的止痛作用。止痛持续时间，以干扰电疗和音频电疗较好，而干扰电疗持续时间最长。

（5）中频电疗法。其护理要点同低频电疗法。

4.高频电疗法

高频电疗法（high frequency electrotherapy）在医学上把频率超过 100kHz 的交流电称为高频电流。

（1）高频电流特点：①对神经肌肉无兴奋作用；②内生热作用；③无电解作用；④多种能量输出方式。

（2）高频电的内源性温热的特点为：①热的作用深；②热的强度可达到很高；③只要电流强度不变，热强度可保持恒定；④通过高频输出的剂量调节可控制热量；⑤通过频率与治疗技术的变化可选择性地作用于某些器官或组织，使其热量最大。此外，高频电流尚有热外效应，亦可引起一系列的生理功能以及病理变化。

（3）作用与用途：①止痛；②消炎；③解痉；④高频电刀可治疗表浅癌肿。

在康复治疗中最常用的高频电疗法为短波疗法、超短波疗法、微波疗法。采用中、小剂量的高频电流可治疗各种特异或非特异性慢性、亚急性或急性炎症等。禁忌证：恶性肿瘤（中小剂量）、妊娠、有出血倾向、高热、急性化脓性炎症、心肺功能衰竭、装有心脏起搏器、体内有金属异物、颅内压增高、活动性肺结核等。妇女经期血量多时应暂停治疗。

（4）高频电疗法要点：①发热患者，当天体温超过 38℃者，应停止治疗；②女性患者经期，下腹部不宜进行高频电疗；③治疗部位如有创伤，或遇其他有创检查（局部穿刺、注射、封闭等）之后 24h 内不宜进行；④治疗部位伤口有渗出者，应先处理伤口后，再行治疗；⑤治疗中注意特殊部位的保护（如眼、生殖器、小儿骨骺端）。

5.光疗法

光疗法即利用日光或人工光线（红外线、可见光线、紫外线、激光）来作为防治疾病促进机体康复的重要方法。光疗包括红外线疗法、可见光疗法和紫外线疗法。

（1）红外线疗法：对机体的作用基础是热效应，适用于各种慢性疼痛，如扭挫伤、腰肌劳损、周围神经损伤、冻伤、压疮、术后粘连、腱鞘炎、关节痛、风湿性肌炎、慢性胃肠炎等。禁忌证：恶性肿瘤、出血倾向、高热、重症动脉硬化患者、急性扭伤早期、活动性结核等。红外线照射治疗要点包括以下几个方面。①红外线照射眼睛可引起白内障和视网膜烧伤，故在照射头面部或上胸部时应让患者戴深色防护眼镜或用棉花沾水敷贴于眼睑上；②急性创伤 24~48h 内局部不宜用红外线照射，以免加剧肿痛和渗血；③下列情况照射时要适当拉开照射距离，以防烫伤：植皮术后；新鲜瘢痕处；感觉障碍者，如老年人、儿童、瘫痪患者。

（2）紫外线疗法：用紫外线进行治疗称为紫外线疗法。紫外线又分成长波紫外线、中波紫外线和短波紫外线 3 段。治疗作用有杀菌作用、消炎作用、促进维生素 D_3 的形成、镇痛作用、脱敏作用、促进组织再生、调节机体免疫功能和光致敏作用等。

紫外线疗法适用于风湿性疼痛的治疗，骨质疏松症疼痛的防治。急性神经痛、急性关节炎、皮肤、皮下急性化脓性感染、感染或愈合不良的伤口、佝偻病、软骨病、银屑病、白癜风、变态反应性疾病等。禁忌证：恶性肿瘤、心肝肾功能衰竭、出血倾向、活动性肺结核、急性湿疹、红斑性狼疮、光过敏性疾病、应用光敏药物（除外光敏治疗）者。紫外线照射疗法要点：①照射时应注意保护患者及操作者的眼睛，以免发生电光性眼炎；②严密遮盖非照射部位，以免超面积超量照射。

（3）激光疗法：激光是一种因受激光辐射而发出的光。激光是一种方向性强、亮度高、单色性好、相干性好的光。激光对机体的作用有4个方面：热效应、机械效应、光化学效应和电磁效应。光的治疗作用随其能量的大小而不同，非破坏性的低能量激光主要有消炎、刺激组织生长、影响内分泌功能等作用。高能量破坏性的激光主要用作光刀以供外科切割、焊接或烧灼之用。激光疗法要点：①烧灼治疗后应保持局部干燥，避免局部摩擦，尽量使其自然脱痂；②照射治疗时，不得直视光源。

6.磁疗法

应用磁场作用于人体治疗疾病的方法称为磁疗法。

（1）作用与用途：具有较好的止痛作用，对中枢神经系统的抑制作用，以及抗渗出和促进吸收的双重作用。对慢性和急性炎症均有一定的消炎作用。对自主神经功能有调节作用，对早期高血压有降压作用。适用于软组织损伤、血肿、神经炎、神经痛、关节炎、神经衰弱、高血压、颈椎病、肩周炎、面肌抽搐、乳腺小叶增生、颞颌关节炎、支气管炎、哮喘、视网膜炎、痛经等。禁忌证：高热、出血倾向、孕妇、心力衰竭、极度虚弱、皮肤溃疡等。

（2）磁疗要点：①眼部磁疗时，应采用小剂量，时间不宜过长；②密切观察磁疗副作用的出现。常见磁疗副作用有头晕、恶心、嗜睡、失眠、心慌、心跳、治疗区皮肤瘙痒、皮疹、疱疹等。副作用的发生率与磁场强度成正比，0.1T以下的磁场很少发生副作用。发生副作用后，只要停止治疗，症状即可消失；③对老年人、体弱、急性病、头部病变者一般均以小剂量开始，逐渐加大剂量。

7.超声波疗法

它是指应用频率大于20000Hz，不能引起正常人听觉反应的机械振动波，作用于人体以治疗疾病的方法。超声波的生物学作用有3种：机械作用、温热作用和化学作用。

（1）作用与用途：超声波治疗具有缓解肌痉挛、软化瘢痕、镇痛，以及加强组织代谢、提高细胞再生能力、促进骨痂生长、消炎的作用。适应证：瘢痕、注射后硬结、扭伤、关节周围炎、肌肉血肿、骨膜炎、肩周炎、腱鞘炎、类风湿性脊柱炎、坐骨神经痛等。禁忌证：急性化脓性炎症、严重心脏病、局部血液循环障碍、骨结核、椎弓切除后的脊髓部位、小儿骨骺部位、孕妇下腹部等禁用。头、眼、生殖器等部位慎用。常规剂量的超声波禁用于肿瘤。

（2）超声波疗法要点：①使患者了解治疗的正常感觉；②观察治疗后反应，如有不良反应，应及时联系治疗师，调整治疗剂量；③体温38℃以上者，应暂时停止治疗；④治疗部位进行有创检查（局部穿刺、注射、封闭等）之后24h内，停止治疗。

8.温热疗法

温热疗法（conductive heat therapy）即以各种热源为递质，将热直接传至机体达到治疗作用的方法，也称传导热疗法。应用的热源有石蜡、泥、砂、热空气等。

（1）作用与用途：①扩张血管、加强血液循环；②加强组织代谢；③降低感觉神经的兴奋性；④降低骨骼肌、平滑肌和纤维结缔组织的张力；⑤增强免疫功能。适用于扭伤、挫伤、劳损、瘢痕、粘连、外伤性滑囊炎、腱鞘炎、关节炎、关节强直、肌炎、神经炎和神经痛、冻疮、冻伤后遗症、营养性溃疡等。禁忌证：恶性肿瘤、活动性结核、出血性疾病、甲状腺功能亢进、心脏功能不全、急性传染病、感染性皮肤病、婴儿等。

（2）温热疗法护理要点：①治疗前检查局部有否感觉障碍，如有，则温度不宜过热，以免发生烫伤；②热空气治疗前应服适量盐开水，治疗后如出汗多，可多喝水；③治疗完毕淋浴后应注意保暖，以防感冒；④全身热疗时，可备有冷毛巾敷于头部。

9.冷疗法

冷疗法（cryotherapy）即应用比人体温度低的物理因子刺激来达到治疗目的的方法。

（1）作用与用途：作用有镇痛、止血、降低体温、破坏作用。适用于高热、中暑患者、脑损伤和脑缺氧、软组织损伤早期、鼻出血、神经性皮炎等。禁忌证：动脉血栓、雷诺病、系统性红斑狼疮、血管炎、动脉硬化、皮肤感觉障碍等。老年人、婴幼儿、恶病质者慎用。

（2）冷疗护理要点：①注意掌握治疗时间，观察局部情况，防止过冷引起组织冻伤；②非治疗部位注意保暖，观察全身反应，如出现寒战，可在非治疗部位进行温热治疗或停止冷冻疗法；③对冷过敏，局部瘙痒、红肿疼痛、荨麻疹、关节痛、血压下降、虚脱时应停止治疗。

10.水疗法

水疗法即利用水的温度、静压、浮力及所含成分，以不同方式作用于人体来防治疾病和促进康复的方法。

（1）临床应用：适用于脊髓不全损伤、脑血管意外偏瘫、肩一手综合征、肌营养不良、骨折后遗症、骨性关节炎、强直性脊柱炎、疲劳、类风湿关节炎、肥胖、神经衰弱等的辅助治疗。过高或过低温度浸浴疗法的禁忌证有动脉硬化（特别是脑血管硬化）、心力衰竭、高血压等。

（2）水疗护理要点：①治疗中应随时观察患者的反应，如出现头晕、心悸、面色苍白、呼吸困难等，应立即停止治疗，护理患者出浴，并进行必要的处理；②进行全身浸浴或水下运动时，防止溺水；③冷水浴时，温度由30℃逐渐降低，治疗时须进行按摩或轻微运动。防止着凉，注意观察皮肤反应，出现发抖、口唇发绀时，应停止治疗或调节水温；④患者如有发热、全身不适或遇月经期等应暂停治疗，空腹和饱食后不宜进行汾疗。⑤如有膀胱、直肠功能紊乱者，应排空大、小便方可入浴；⑥进行温热水浴时如出汗较多，可饮用盐汽水。

11.正负压疗法（VCT）

正负压疗法即利用高于或低于大气压的压力作用于人体局部以促进血液循环的物理疗法，可单独或交替作用于治疗部位。

（1）临床应用：用于四肢动脉硬化、单纯性静脉曲张、雷诺病、外伤后血管痉挛、迟缓性瘫痪合并循环障碍（如肩-手综合征）、糖尿病性血管病变、多动脉炎、硬皮病、系统性红斑狼疮、类风湿关节炎合并脉管炎、淋巴水肿（如乳腺癌术后）、冻伤、局部循环障碍引起的皮肤溃疡、压疮、组织坏死等，还可预防术后下肢深静脉血栓形成。禁忌证：血栓形成和血管栓塞早期、动脉瘤（以防微血栓形成）、出血倾向，近期外伤（以防出血和皮下气肿）、治疗部位的感染和恶性肿瘤、大面积坏疽（以防大量有毒物质进入血液）、血管手术后。

（2）正负压疗法护理要点：治疗中要注意观察全身情况和肢体反应，及时调整肢体套的压力。患者在治疗过程中如有局部疼痛、麻木等不适感应及时告诉治疗师，以便调整压力或停止治疗。

12.静电疗法

静电疗法即利用静电场作用于人体进行预防和治疗疾病的方法，应用 30～50kV 的直流静电场进行全身性治疗，称为高压直流静电疗法，应用低电位≤500V 进行治疗的静电疗法称为低压静电疗法。

（1）临床应用静电全身治疗：适用于神经官能症、自主神经功能紊乱、脑震荡后遗症、更年期综合征、高血压病早期、低血压、贫血、支气管哮喘、过敏性鼻炎与久病体弱者。局部治疗：适用于自主神经功能紊乱、产后乳汁分泌不足、功能性子宫出血、慢性营养性溃疡、久治不愈的伤口、烧伤创面、局部皮肤感觉障碍。亦可用作空气离子导入疗法与暗示疗法。禁用于严重的脑血管疾病，心、肾、肺功能衰竭，恶性肿瘤，高热。此外，妇女妊娠与月经期不宜进行静电治疗。

（2）静电治疗护理要点：①患者不应佩戴或随身携带各种金属饰物或物品，如发卡、戒指、耳环、眼镜、手表、钥匙、皮带环等；②患者要消除恐惧心理，治疗时保持安静，不要阅读书报或入睡；③治疗中患者不要触摸任何能导电的物体，如病床、推车、金属桌椅、墙壁、水管等；④治疗中应经常询问患者感觉，观察患者反应，如有头痛、头晕等不适感，应停止治疗。

13.生物反馈疗法

生物反馈疗法又称生物回授疗法，或称自主神经学习法，是在行为疗法的基础上发展起来的一种新型心理治疗技术。

（1）作用与用途：将正常属于无意识的生理活动置于意识控制之下，通过生物反馈训练建立新的行为模式，实现有意识地控制内脏活动和腺体的分泌。训练患者根据反馈信号，学习调节这些原本体内不随意的内脏功能及其他躯体功能，达到防治身心疾病的目的。适用于神经系统功能性病变与某些器质性病变所引起的局部肌肉痉挛、抽动、不全麻痹，如嚼肌痉挛、痉挛性斜颈、磨牙、面肌抽动与瘫痪、口吃、职业性肌痉挛、遗尿症、大便失禁；焦虑症、恐怖症及与精神紧张有关的一些身心疾病；紧张性头痛、血管性头痛；高血压、原发性高血压、心律不齐；偏头痛；其他如雷诺病、消化性溃疡、哮喘病、性功能障碍、抑郁症、失眠等。

（2）生物反馈治疗护理要点：①疗前宣教，使患者明白，此疗法主要依靠自我训练来控制机体功能，且主要靠平时练习，仪器监测与反馈只是初期帮助自我训练的手段，而不是治疗的全过程；②督促患者每天练习并持之以恒。

第三节　作业治疗

作业治疗是指应用与日常生活及职业有关的各种作业活动或工艺过程，指导残疾者或部分恢复功能的患者参与选择性活动的一门科学和艺术。其重点在于增加手的灵活性、眼和手的协调性、对动作的控制能力和工作耐力，进一步提高和改善日常生活活动能力。同时还要利用各种材料、工具及器械，进行有目的性和技能性的动作和作业，掌握某种工作或生活技能，帮助患者恢复或取得正常的生活方式和工作能力，进一步消除残疾，增进健康，重返社会。

一、作业治疗的种类

（一）按实际要求分类

1.日常生活活动

日常生活活动包括衣食住行、个人卫生等。其目的在于维持日常生活和健康的基本要求。

2.创造有价值的作业活动

通过作业治疗生产有用的产品或产生有价值的结果，但又不以产品和结果为最终目的。这类活动包括工艺和园艺活动以及电器装配与维修，其目的在于获得一定的技能。

3.休闲及娱乐活动

利用休闲及空余时间，进行各种运动及娱乐活动，其目的在于合理安排时间，转移注意力，丰富业余生活，有益身心健康。

4.教育性作业活动

通过对患者的治疗使其获得受教育的机会和接受教育的能力，其目的在于提高各种智能。

5.矫形器和假肢训练

即在穿戴支具或假肢前后进行的各种作业治疗。其目的在于熟练掌握穿戴方法和利用这些支具及假肢来完成各种生活活动或工作。

（二）按治疗目的分类

1.改善身体功能为目的的作业治疗

对运动功能残疾的作业治疗，如纠正脊柱侧弯、截肢后功能训练等；对生理功能残疾的作业治疗，如提高肺功能、改善血液循环等。

2.改善精神功能为目的的作业治疗

如工疗为主的作业治疗，大多采取集体性的工作，有利于改善患者的精神和心理状况，如孤独、无助、自卑、抑郁等。

3.恢复社会工作为目的的作业治疗

如保护性生产（即在庇护车间或工厂从事简单的重复劳动）、职业劳动训练等。

（三）按生活功能目的分类

包括身体和智能感知两大类。

1.身体技能训练运动技能

如协调性、灵活性、肌张力、肌力、耐力动作的复杂性、关节柔韧性等的训练。

2.智能、感知方面的训练智能方面

如注意力、语言交流、记忆力、发现和解决问题的能力，安排和利用时间的能力训练等。感知方面如听觉、视觉、本位感觉或运动觉等训练。

二、作业治疗的作用

（1）增加躯体感觉和运动功能。

（2）改善认知和感知功能。

（3）提高生活活动自理能力。

（4）改善参与社会及心理能力。

三、作业治疗的处方

康复医师根据患者的性别、年龄、职业、生活环境、个人喜好、身体状况、障碍名称、残疾程度、并发症和禁忌证等情况，拟定一张详细的作业治疗处方。处方内容包括作业治疗的评定内容和结果、具体项目、治疗目标、训练计划、训练方法以及强度、持续时间、频率和注意事项等内容。

（一）作业治疗的评定

（1）感觉运动功能：维持躯体运动和活动的基本要素。

（2）认知综合功能：运用脑的高级功能的能力。

（3）日常生活能力：日常生活中的功能性活动能力。

①基本日常生活活动。

②工具性日常生活活动（ADL）：是指更为复杂的解决问题的能力和社会能力。包括家务、社会生活技巧、个人健康保健、安全意识、环境设施及工具的使用以及社会的交往沟通能力。

（4）社会心理功能：它是指进入社会和处理情感的能力。包括自我概念、价值、兴趣、介入社会、人际关系、自我表达、应对能力、时间安排、自我控制等。

（二）作业治疗的基本内容

作业治疗的内容及训练方法是根据不同的个体，选择对其躯体、心理和社会功能有一定帮助的、适合患者个体需求的作业活动。同时考虑到患者的兴趣爱好、文化背景、生活，工作环境和社会地位等因素。其主要包括以下内容。

（1）个人日常生活活动。

（2）家务活动。

（3）教育性技能活动：这是寓教于技能训练活动之中的训练。通常适用于儿童或感官残疾者。在受到教育的同时对具有感官障碍者还有知觉—运动功能的训练。

（4）职业前活动训练：为恢复就业前的肌力、耐力等所要求的技能训练。

（5）园艺、娱乐活动：这是另一类重要的作业治疗活动。

（6）心理性作业活动：这是一种特殊的心理治疗方法。

（7）辅助器具配置和使用活动。

（8）假肢的使用活动。

（9）认知综合功能训练。

（10）治疗性功能训练：传统意义上的康复医学是以运动功能障碍为中心，所有的治疗性活动都是为作业活动做准备的。所以，运动功能训练是作业治疗中最基本的，也是最常用的。

（三）作业治疗的注意事项

（1）必须根据患者的特点进行作业内容的选择，即选择对躯体、心理和社会功能起到一定治疗作用的方法，故选择的内容应具有明确的目的性。

（2）作业治疗是从临床康复治疗向职业劳动过渡。因此，所选择的各种作业活动应具有现实性，符合我国国情和社会背景，适应患者的文化教育背景和就业需求。

（3）尽量采用集体活动治疗的形式，以增强患者之间的交流，有助于加强患者的社会参与和交往能力。

（4）尽可能让患者选择自己感兴趣的作业治疗方法，以提高其主动参与性和趣味性。

（5）作业治疗应遵守循序渐进的原则。根据患者个体情况，对时间、强度、间歇次数等进行适当调整，以不产生疲劳为宜。

（6）必须详细记录作业治疗的医嘱、处方、进度、反应、患者完成能力和阶段性的评估及治疗方案。

四、治疗量选择

（一）作业项目的选择

应遵循作业治疗的原则，根据每个患者功能状态和作业治疗的目标，从多种作业治疗中选择合适的作业项目。

（二）作业活动强度的选择

选择何种活动强度，决定了患者能否完成治疗任务。选择时，不仅要考虑治疗局部的活动强度，还要考虑对全身所能承受的负荷强度。

（三）作业治疗时间和频度

按实际情况来定。

（四）作业时间

作业治疗中治疗动作实际时间长短与休息时间如何配合，其作业活动量和时间不同。

（五）动作和方向

作业活动是动静结合，是直线的或对角回旋的，可因其活动量不同，动作的方向可以是单方向，可以是多方向的对角螺旋形运动。

五、基本内容

作业疗法主要是根据不同的个体，选择对其躯体、心理和社会功能起到一定帮助的适合患者个人的作业活动，并要求符合患者的兴趣，让患者自觉参加，同时为患者提供必要的帮助和指导。另外，还要考虑到患者的文化背景、生活和工作环境、条件等因素的影响，所以选择作业活动的内容极为广泛一般常用的有如下几种。

（一）个人日常生活活动

这是作业疗法师的主要工作之一。因为任何患者在遭受意外或患病后，基本的日常生活活动常常是最迫切需要解决的。例如，个人卫生（洗脸、刷牙、梳头）、吃饭、穿脱衣服、如厕等，需要让患者通过学习获得独立完成的能力，如不能完全独立，也要尽可能通过参加这些活动，能够部分地独立完成。

（二）功能性的作业活动

功能性的作业活动又称运动性的作业活动，患者无论进行哪一种作业活动都必须完成相应的动作。例如，沙板磨可以通过工作条件的变化，扩大关节的活动范围，增加负荷，改变动作复杂性，使患者的肌力、关节活动度、协调性、体力、耐力及平衡能力等各方面得到提高。因此，作业疗法师可以根据患者的不同情况将种种动作巧妙地贯穿到丰富多彩的活动中，对患者进行治疗。

（三）心理性的作业活动

心理性的作业活动是指通过作业活动改善患者心理状态的一种疗法。例如，偏瘫患者患病后在不同时期表现出否认、不安、急躁、抑郁、悲观等各种复杂的心理状态。作业疗法师应该通过作业活动给患者以精神上的支持，减轻患者的不安与烦恼，或给患者提供一个发泄不满情绪的条件，如利用木工、皮革工艺、编织等作业活动，使患者在活动中得以解脱。还要设法创造条件，与患者进行交流，这是一种特殊的心理治疗方法。

（四）辅助具配制和使用训练

辅助具是患者在进食、着装、如厕、写字、打电话等日常生活、娱乐和工作中为了充分地利用残存功能，弥补丧失的能力而研制的简单实用、帮助障碍者使之自理的器具。辅助具大部分是治疗师根据患者存在的问题予以设计并制作的简单器具，如防止菜、饭撒落的盘档，改造的碗、筷、协助固定餐具的防滑垫，加粗改型的勺、叉，帮助手完成抓握动作的万能袖袋等。又如偏瘫患者常出现有规律性的功能障碍，治疗师设计比较成功的辅助具，有助于患者功能的恢复，提高其生活自理能力。

（五）假肢使用训练

假肢是为补偿、矫正或增强患者已缺失的、畸形的或功能减弱的身体部分或器官，使患者最大限度地恢复功能和独立生活的能力而制作的。上肢假肢常供肩关节离断，上臂、肘、前臂截肢者使用。前臂假肢由机械假手、腕关节结构、接受腔及固定牵引装置等构成。上臂假肢比前臂假肢多出一接受腔和一肘关节。肌电前臂假肢是利用患者残肢的肌电信号，加以放大后控制微型直流电动机以驱动假手各结构的一种新型假肢。装配上肢假肢后需要利用假肢进行功能活动的训练，这个工作由作业疗法师来完成。患者需要反复训练，以达到熟练使用假肢的目的。

（六）职业前训练活动

职业前训练活动包括职业前评价和职业前训练两部分。当患者可以回归社会，重返工作岗位之前，必须进行身体和精神方面的能力测定、评价。如果在哪个方面仍有困难，就要通过实际上作训练以提高患者适应社会的能力，为其复职创造条件。职业前评价不仅仅是工作质量、数量、工作效率的评价，而且要对工作的计划性、出勤、对上级和同志的态度等人际关系问题进行全面评价和训练。

（七）娱乐活动

各种娱乐活动不仅有助于身体功能的改善，更重要的是可以帮助患者克服消极情绪，增加患者之间的交流。

六、常见与作业疗法相关的功能障碍

根据 ICF（International Classification of Functioning，Disabilityand Health，"国际功能、残疾和健康分类，简称国际功能分类，ICF）的概念，凡由伤病造成的功能、能力的欠缺或丧失均称为障碍（残疾）。患者可能同时或单独发生许多种功能障碍，与 OT 训练有关的障碍主要有以下几种。

（一）运动障碍

患者可有运动功能障碍，如脑卒中半身瘫痪，初期瘫痪肢体多为弛缓性瘫痪，表现为肌肉松弛、肌张力降低、膝反射减低或消失，不能进行自主性活动。经过数天或数周后，大多数患者瘫痪肢体出现异常的姿势反射、痉挛和反射亢进，发展成为痉挛性瘫痪。此时，患者肢体因受到痉挛和原始反射的影响，出现异常运动模式。在此阶段如不能有效地抑制原始反射和痉挛的发展，患者的运动功能将成为不可逆转的障碍。

（二）感觉障碍

如偏瘫患者的感觉障碍主要表现为痛觉、温度觉、触觉、压觉、本体觉和视觉障碍，患肢多有沉重、酸、麻木和胀痛感，少数患者有感觉丧失。偏瘫患者若有严重、持久的感觉障碍，将会严重地影响运动功能的恢复。

（三）言语功能障碍

如偏瘫患者伴有言语障碍者占 40%～50%，其障碍有失语症和构音障碍等。由于病变部位、性质和程度的差别，失语症的表现可以多种多样，其主要包括：①运动性失语；②感觉性失语；③完全性失语；④命名性失误；⑤阅读障碍；⑥书写障碍等。构音障碍是一种语音形成的障碍，表现为发音不准、吐字不清、语调及速率异常和鼻音过重等。

（四）认知障碍

脑卒中、脑外伤患者常不同程度地伴有认知功能障碍，包括定向、注意、记忆、思维等多方面的功能障碍，以及失用症和失认症等知觉障碍。

1.定向障碍表现为对时间、地点分辨能力的减退。注意障碍常表现为不能集中精力，对周围事物反应淡漠，不能从面对的事物中提取、获得有效的信息。

2.记忆障碍分短期障碍和长期障碍。短期记忆障碍表现为对新近发生的事情刚才还记得，一会儿就忘了，而对往事则记得很清楚。长期记忆障碍表现为对往事回忆过程障碍，一般先有近事记忆障碍，逐渐发生远事记忆障碍，主要表现为失用症和失认症。

（1）失用症：它是指在运动、感觉反射均无异常的情况下，患者由于脑部损伤而不能按命令完成病前所能完成的动作。如手的运动、感觉、反射均正常，但当让他表演刷牙时却不能，而晨起时却能自动地刷牙。

（2）失认症：它是指由于大脑功能损伤，患者面对来自视觉、听觉和触觉等感觉途径的信息不能正确地分析和识别而出现的症状。如听失认者听到身后的钟表声时，可以判断出声音的存在，但不能分辨出到底是钟表声、门铃声还是电话铃声。在脑卒中等脑损害中，较常见的失认症有半侧空间失认、疾病失认、视觉失认、听觉失认、触觉失认、躯体忽略、体像障碍和手指失认等。

（五）情感和心理障碍

患者常常表现有情感和心理障碍，如脑卒中患者病后常有情感异常、强哭、强笑；情绪不稳患者表现有抑郁、消沉、对外界事物无兴趣、郁郁寡欢、沉默少语；也有患者表现出焦躁、易怒、常常对外界事物不满、情绪失控、吵闹、发脾气等。

（六）个体活动能力障碍和社会参与能力障碍

作业疗法（OT）治疗的患者多有个体活动能力低下及社会参与能力漳碍，通过 OT 训练后，可提高患者的生活能力和社会适应能力，为其回归家庭和社会创造条件。如脑卒中患者个体活动能力障碍表现半身瘫痪，生活不能自理（不能洗漱、吃饭、穿衣、读书、写字等）；又如截瘫患者下身瘫痪，不能站立行走，不能移动身体，不能参与社会活动，不能参加工作等。这些功能障碍有的直接需要作业治疗，有的作业治疗对其有重要影响，特别是运动功能障碍、认知功能障碍、个体活动能力障碍和社会参与能力障碍，是作业治疗需要解决的主要问题。

因此，在作业疗法中，功能训练、作业活动训练和日常生活活动训练是最基本的内容。

参考文献

[1]陈小航.急救护理学[M].北京：北京出版社，2009.

[2]张少羽.基础护理技术[M].2 版.北京：人民卫生出版社，2014.

[3]王惠珍.急危重护理学[M].3 版.北京：人民卫生出版社，2014.

[4]王为民，来和平.急救护理技术[M].3 版.北京：人民卫生出版社，2015.

[5]王晨，王捷.内科疾病学[M].北京：高等教育出版社，2019.

[6]彭永德.内科疾病临床思辨[M].北京：人民卫生出版社，2018.

[7]崔明辰，王振敏.儿科学[M].西安：第四军医大学出版社，2015.

[8]孙树印，乔森，刘辉.临床疾病诊疗常规外科[M].济南：山东大学出版社.2014.

[9]薛胜祥.现代神经外科疾病诊疗对策[M].长春：吉林科学技术山版社.2013.

[10]欧阳晨曦.临床普通外科疾病诊疗学[M].石家庄：河北科学技术出版社.2012.

[11]王前新，姜贵云.康复医学[M].北京：人民卫生出版社，2004.

[12]史玉全，周效达.实用神经病学[M].上海：上海科学技术出版社，2004.

[13]王瑞敏.康复护理技术[M].北京：人民卫生出版社，2002.